COCINA SALUDABLE SIN COLESTEROL

Adolfo Pérez Agustí

© Ediciones Masters
Fernán Caballero, 4-1º dcha.
28019 MADRID
http://www.edicionesmasters.com

ediciones masters@gmail.com
Diseño portada y maquetación: Roberto-Carlos Pérez
Rodríguez

ISBN:9781490995267
Depósito legal:

Cuando se habla despectivamente de una persona obesa se dice que está grasiento, seboso, o que parece una foca, animal éste que también es famoso por su reserva de grasa. Parece como si nuestro instinto y ganas de hacer chistes, tuvieran ambos las cosas claras al considerar que las grasas son las únicas culpables de la obesidad, desplazando incluso a la también desprestigiada caloría. Pero, ¿es cierta su mala fama o es sólo una manipulación comercial para que consumamos más alimentos pobres en grasas? Después de los ataques a las calorías, a la sal, al azúcar, las hamburguesas y al inocente pan, no nos extrañaría que tampoco las grasas fueran las culpables de todos nuestros males. A fin de cuentas, no hace mucho nos decían que el pescado azul era perjudicial para el hígado y que las pastas italianas engordaban.

La errónea interpretación sobre el papel de las grasas es que se sigue hablando de ellas sin establecer distinciones, procedencias y manera de consumirlas. Un ejemplo de ello es la recomendación de hacer los filetes "a la plancha", eliminando así de la dieta la única grasa verdaderamente saludable: el aceite.

Que las grasas son tan necesarias para la salud como las proteínas nadie lo duda (necesitamos al menos un 15% del total de la dieta), pero siempre y cuando no se consuman en cantidad exagerada, aunque nadie está hoy en día seguro de cuál es esa cantidad que se puede considerar excesiva, ni de qué tipo. En este sentido, no es lo mismo una grasa procedente de un animal mamífero que otra procedente de un pescado azul o de un aceite vegetal. Todas son grasas, pero las diferencias en cuanto a propiedades saludables son muchas y por ello no se las puede meter a todas en el mismo saco, como tampoco es igual freír un aceite que tomarlo en crudo.

Y siguiendo por este camino, también hay grandes diferencias entre un trozo de tocino mezclado con salchichas de cerdo, un bocadillo de jamón cocido o un suculento helado de nata. Todos son alimentos ricos en grasas pero nuevamente con sensibles e importantes diferencias. Por ello es importante saber que aunque hay que moderar el consumo de las grasas, deberemos diferenciar las recomendables de las perjudiciales.

Si pensamos que el instinto natural es algo a potenciar y a no menospreciar, deberíamos razonar porqué los alimentos dulces y las grasas de procedencia animal (cerdo, cordero…) constituyen un plato exquisito para la mayoría de las personas, superando incluso al resto de los alimentos conocidos. La apetencia de los niños y los ancianos por los dulces es bien conocida, como lo es el gusto por los platos ricos en grasas para los adultos. Una comida que se precie tiene que estar condimentada con algo de grasa, ya que de otra manera se convierte en insípida y difícil de tragar, del mismo modo que un banquete no estará completo si le falta el postre dulce.

Algún secreto deben tener las grasas para que sean apetitosas, a pesar de que en principio las consideremos perjudiciales para la salud. Lo curioso del caso es que por separado, aisladamente, no son un plato exquisito y hasta podríamos considerarlo como algo desagradable. Una cucharada de aceite de oliva puro requiere cierta dosis de entusiasmo para ser bebida sin más, lo mismo que un trozo de panceta frita sería poco agradable sin su correspondiente pan, huevos o salchichas. La grasa, por tanto, es apetitosa mezclada con otros alimentos, pero desagradable de forma aislada y sin cocinar. Otro detalle que la hace tan atractiva es que mediante ella los alimentos pasan suavemente a través de la garganta, están más jugosos y podemos ingerir alimentos que por sí mismos no son atractivos al paladar. Además, y dado que soportan bien las altas temperaturas, se puede cocinar una gran cantidad de alimentos que necesitan la fritura o el calor para poder ser digeridas.

Pero todo esto no implica que las grasas, globalmente, sean beneficiosas para la salud y ni siquiera imprescindibles para la cocina. Están inmersas en nuestras costumbres por razones prácticas y no por motivos racionales. Como sabemos, el ser humano no aprendió hasta pasados varios siglos desde su existencia las labores de labranza y tuvo que encontrar alimentos fáciles de llevarse a la boca sin depender excesivamente de los vegetales de consumo en crudo. Su capacidad de adaptación era muy alta incluso en los hombres primitivos y solamente observando a las otras especies pudo comprobar que la manera más fácil de alimentarse era comiendo a los animales de su alrededor e incluso a otros congéneres. Como quiera que el canibalismo no fuera siempre algo factible (aunque sabemos que solían comer los cadáveres), la caza fue la solución más fácil y rápida para su alimentación, mucho más fácil incluso que la pesca, para la cual necesitaba utensilios marinos.

La alimentación cárnica pasó enseguida a ser la preferente y con ella se introdujeron las grasas saturadas. Cuando posteriormente se descubrió el fuego y con él su capacidad para ablandar los alimentos y hacerlos más sabrosos, la grasa se empleó durante muchos siglos como forma imprescindible para cocinar toda clase de comidas, mucho antes que el uso del agua, para la cual se requerían utensilios que aguantasen bastante tiempo el fuego. Por eso es lógico que llevemos grabado genéticamente no solamente nuestro gusto por la grasa, sino nuestra apetencia y necesidad. No obstante, como veremos a continuación, la necesidad de grasas, que se puede estimar en un 10 ó 20 % de nuestra dieta, no tienen ni deben cubrirse a partir de las grasas procedentes de la carne.

CAPÍTULO 1
LAS GRASAS

CLASIFICACIÓN BÁSICA

La mayoría de las grasas están compuestas de glicerol combinado con ácidos grasos y sus diferencias están a nivel molecular, en el sentido de su contenido en triglicéridos, esteroles y colesterol, así como fósforo.

GLICEROL

El glicerol, o glicerina, es un líquido incoloro y dulce, el cual se emplea a menudo para fabricar bizcochos, aunque en este proceso también se le sustituye por el sebo de cerdo.

Muy higroscópico, soluble en agua y alcohol, se obtiene saponificando las grasas por el vapor de agua sobrecalentado que arrastra los ácidos grasos y la glicerina, resultando una solución acuosa de ésta en la que sobrenadan los ácidos citados. Se obtienen también como producto secundario en la fabricación de los jabones y se purifica por destilación.

9

ÁCIDOS GRASOS

Ácido graso es cualquiera de los ácidos orgánicos cuya molécula está formada por dos átomos de oxígeno y doble número de átomos de hidrógeno que de carbono. Los de mayor número de átomos de carbono, combinándose con la glicerina, forman las grasas.

El ácido metanoico (fórmico), y el ácido etanoico (acético), son los ácidos grasos más simples y ambos tienen sabor amargo, irritan la piel y tienen un olor penetrante. Otros ácidos grasos con estructura más complicada son el butanoico, el hexanoico y el octanoico, todos con un olor desagradable. Los ácidos esteárico, palmítico y nafténico son materiales grasientos que tienen poco olor. Una fuente cada vez más importante de ácidos grasos es el tallol, un subproducto obtenido en la fabricación de la pasta de papel con madera de pino.

ÁCIDOS GRASOS ESENCIALES

Con el nombre de ácidos grasos esenciales se les denominó cuando se descubrió su importancia en la alimentación humana y su papel como emulgente de las grasas saturadas. Sin su presencia, se deteriorarían las membranas celulares y ningún tejido corporal estaría en buen estado. Las grasas saturadas no podrían circular libremente en sangre, adhiriéndose rápidamente a las arterias y al tejido adiposo (ésta sería una de las causas primordiales de la obesidad y las enfermedades coronarias), y tampoco podrían formarse las prostaglandinas, una especie de hormonas vitales para el funcionamiento defensivo del organismo.

La costumbre de eliminar las grasas de alimentación, indiscriminadamente, sin tener en cuenta las diferencias entre ellas y su papel vital, acarrea un sinfín de problemas difíciles de resolver médicamente. Las articulaciones resecas, lo cual se confunde la mayoría de las veces como artrosis, los continuos desgarros musculares de los deportistas que no toman grasas y las dislocaciones frecuentes articulares al realizar un movimiento brusco, indican una carencia de materia lubricante. Del mismo modo, la piel acusa pronto esa carencia de elasticidad, dando origen a la aparición prematura de arrugas, ocasionándose también una pérdida de la almohadilla que debe proteger el movimiento de órganos tan vitales como los riñones y el hígado. Estos problemas van unidos frecuentemente a una débil resistencia al frío y la falta de energía a última hora de la tarde.

Pero cuando se habla de la necesidad de consumir grasas no nos estamos refiriendo a las grasas saturadas de procedencia animal, sino a las grasas que se encuentran en los vegetales, ya sean saturadas, monosaturadas o insaturadas. Lo importante es que la proporción, 1:7, en que se encuentren en nuestro organismo sea favorable a las insaturadas y que las saturadas puedan mezclarse adecuadamente con éstas. Suprimir, por tanto, el aceite vegetal de los alimentos cárnicos por aquello de no añadirles más grasa, es un tremendo error ya que, repito, hay grasas y grasas.

CLASIFICACIÓN DE LOS ÁCIDOS GRASOS

Los ácidos grasos presentes en nuestra alimentación se pueden clasificar en dos grandes grupos: los ácidos grasos saturados y los insaturados. También hay dos grupos más denominados como ácidos grasos monosaturados y poliinsaturados.

Saturados

Los ácidos grasos saturados son sólidos a una temperatura ambiente de 20° C y ejemplos de ello los tenemos en la manteca de cerdo, el sebo y la grasa de coco o palma. Deben su nombre de saturados al hecho de que sus átomos de carbono están saturados de hidrógeno. Además de la dieta, son producidos por el propio organismo.

Insaturados

Los ácidos grados insaturados, cuya estructura química posee uno o varios enlaces múltiples covalentes, se encuentran en los aceites vegetales, tienen una escasez de átomos de hidrógeno y son líquidos a temperatura ambiente. En este grupo tenemos los aceites de semillas, maíz, soja, girasol y cacahuete, así como los frutos secos y una gran variedad de productos vegetales. Deben ser suministrados a través de la dieta, pues el organismo no los produce.

Monosaturados

Cuando en un ácido graso falta un par de átomos de hidrógeno se le denomina ácido graso monoinsaturado, y cuando faltan varios, insaturado. El primer grupo sería una mezcla entre las grasas saturadas y las insaturadas, de las cuales el aceite de oliva es el mejor exponente, y en el segundo estarían comprendidos el resto de los aceites de semillas. Los produce también el propio organismo.

OTROS

Fosfolípidos

Combinados con otras sustancias se encuentran ácidos grasos en forma de fosfolípidos (glicerol, más ácido fosfórico, más colina), los cuales forman parte de la estructura de las células y son un puntal básico de nuestra alimentación, sobre todo en la niñez. Las encontramos también en gran cantidad en el tejido nervioso, hepático y en la sangre. Forman parte esencial de todas las membranas celulares, siendo imprescindibles para el intercambio transmembranario, base de la actividad celular.

Poliinsaturados

Igualmente importantes para la alimentación son los ácidos grasos esenciales, entre los cuales nos encontraremos con la gama *Omega 3* (EPA - ácido eicosapentanoico-, y DHA - ácido docosahexanoico), presente en los aceites de pescado azul. También se encuentran en los aceites de cártamo, girasol, maíz, soja, onagra, calabaza y germen de trigo.

Omega 6 (ácido araquidónico y gamma linoleico), presentes en las semillas de la Onagra, borraja, ajos, valeriana, coles de bruselas, sésamo y soja.

Los triglicéridos

El hígado es el responsable de transportar los triglicéridos y el colesterol en unas lipoproteínas de muy baja densidad, conocidas como VLDL. Una vez formadas, sufren diversos cambios y se originan entonces las temidas LDL.

La síntesis de las VLDL es un proceso continuo del hígado y depende básicamente de la cantidad de lípidos que existan. Por eso, cuando la síntesis de triglicéridos aumenta, bien sea por acumulación de materia grasa o glucosa, aumenta también la síntesis y secreción de VLDL.

Los aceites de pescado azul también contribuyen a la bajada de los triglicéridos.

CONTENIDO EN GRASAS DE ALGUNOS ALIMENTOS

Esta sería una clasificación de los alimentos en función de su contenido total en grasas, tanto saturadas como insaturadas. En la medida en que el alimento sea de origen vegetal, así será mayor su cantidad de grasas insaturadas.

Aceites: 99%
Mantequilla: 85%
Almendras: 60%
Quesos fuertes: 30%
Carnes grasas: 24%
Pescados grasos: 17%
Huevos: 11%
Carnes magras: 9%
Leche entera: 4,5%
Pescado blanco: 1,5%
Legumbres secas: 1,5%
Cereales: 1,4%
Pan: 1,0%

EFECTOS EN EL ORGANISMO

Las grasas monoinsaturadas, saturadas y poliinsaturadas, poseen procedencia y densidad distintas. En esta diferencia, que matizaremos más adelante, radica su efecto sobre la obesidad,

15

ya que las grasas saturadas tienen una gran densidad y peso, lo que hace que se peguen con facilidad a las arterias e hígado, y se almacenen en el *tejido adiposo,* además de que por el simple efecto de la gravedad se escurren por nuestro cuerpo buscando aquellas zonas más adecuadas para concentrarse. Observen a una persona obesa y verán la gran acumulación de grasa en el mentón, la papada, las mamas, la parte interior de los brazos, la zona intestinal, los glúteos y la zona interior de los muslos.

Para comprender mejor la gran influencia que tiene la acción de la gravedad sobre el deterioro de la estética corporal, bastaría con echarnos por encima de la cabeza un buen chorro de aceite extraído de manteca de cerdo. Verán que con una precisión matemática se escurrirá en unas zonas y se concentrará en aquellas en las cuales se delata la obesidad, siendo este mismo efecto el que ocurre en nuestro interior cuando consumimos esas grasas.

Las grasas saturadas no solamente tienen esos inconvenientes, sino que como elementos energéticos son poco adecuados para el hombre moderno. Para su combustión y transformación en energía necesitan de un gran movimiento muscular, un frío intenso o un fuerte y prolongado estado de depauperación. Su papel como reserva de energía está justificado en estas circunstancias y son un aliado extraordinario para evitar la muerte en momentos extremos, pero que en la actualidad es dificilísimo que se den. No

COCINA SALUDABLE SIN COLESTEROL

hace muchos años el hombre de las ciudades sucumbía fácilmente durante los meses fríos al no disponer sus viviendas de la calefacción actual y el trabajo era duro, muy intenso y en muchas ocasiones a la intemperie. Por eso las reservas de grasas saturadas eran el mejor medio para combatir las inclemencias y el duro trabajo, algo que ya no se da en los países desarrollados. El exceso de grasas saturadas en nuestra alimentación ya no tiene ninguna utilidad y por eso es perjudicial, no por el hecho en sí de que sean saturadas. Nuestro organismo no sabe qué hacer con ellas, no puede utilizarlas y las tiene que depositar en lugares que en principio no comprometen la salud, como es el tejido adiposo, la piel o la pared arterial. Lo que ocurre es que con el paso de los años el exceso se hace insostenible, pueden aparecer enfermedades por ello y la obesidad ya es inevitable. Cualquier persona que trabaje duramente en lugar frío no tendrá problemas por comer abundancia de estas grasas.

No hay razón alguna, por tanto, para que el hombre medio actual siga comiendo una alimentación ancestral que no le corresponde y solamente lo podemos explicar por las fuertes presiones que se hacen desde las empresas ganaderas, principales productoras de alimentos ricos en grasas saturadas. Recuerden un poco la historia de los Estados Unidos y verán que en sus comienzos existían enormes plantaciones de ce - reales y legumbres, convirtiendo a aquel país en un lugar autosuficiente en alimentación. Al poco tiempo, con la llegada de los ganaderos, especialmente de vacas y ovejas, los grandes campos de cultivo se perdieron y se transformaron en pastizales y suministradores de forraje para el ganado. La población se vio forzada a cambiar a un tipo de alimentación más cara y perjudicial, continuando esa tendencia en la actualidad. Solamente el paso de los años ha demostrado que fue un gran error económico y perjudicial para la salud.

DÓNDE SE ENCUENTRAN

Las grasas saturadas se encuentran en cualquier carne procedente de un animal *mamífero* (vaca, cerdo, cordero), sea cual sea la parte del animal que comamos y sin que el alto precio indique que contiene menos grasa. Partes tan apreciadas como el *lomo,* el *jamón* o el *solomillo* son más sabrosas precisamente por la grasa que contienen, la cual hace que la carne sea más jugosa y se reseque menos. El que no veamos apreciablemente la grasa, tal y como se muestra en un trozo de *tocino,* no quiere decir que no contenga grasa, ya que se encuentra distribuida por todo el trozo. Una simple lupa le sacará de su incredulidad, especialmente con el jamón serrano, alimento que no acabamos de entender por qué se recomienda como saludable, incluso para los niños. El hecho de que se someta a un proceso de curado y no al tratamiento por calor o fritura, como ocurre con las otras carnes, produce una mayor cantidad de grasa saturada difícil de digerir y por tanto más fácil de acumular. Y es que una grasa saturada a temperatura ambiente es sólida, densa y pesada, mientras que por el efecto del calor se licua y puede ser digerida con mayor facilidad.

En menor proporción podemos encontrar grasas saturadas en la carne de aves, especialmente debajo de la piel de la gallina, en el pato y el conejo, aunque ya en menor proporción, por lo que podemos considerar a estos alimentos como suministradores de proteínas más que de grasas, a no ser que hayan sido tratados con un exceso de piensos para que aumenten artificialmente la cantidad de grasas. Cualquier cocinero sabe perfectamente que la carne de pavo requiere más cantidad de salsa para que no se quede seca y que el conejo admite perfectamente una fritura sin que se genere gran cantidad de humo, señal de que tienen poca grasa en su interior. Frían un trozo de tocino y verán dónde radica la diferencia.

Otros alimentos que contienen grasas saturadas son la leche y por tanto los productos lácteos, la mantequilla, el cacao, el coco y el aceite de palma; este último empleado frecuentemente en alimentación bajo la denominación de "aceite vegetal" (lo que es cierto), pero que induce a error en aquellas personas que buscan en los aceites vegetales la ausencia de grasas saturadas. Por tanto, y para proteger al consumidor, los alimentos no deberían incluir la cantidad de grasas que contienen, globalmente, sino la cantidad de

19

grasas saturadas. Así nos quedaría bien claro que la leche semidescremada sigue conteniendo grasas saturadas, lo mismo que muchas margarinas pretendidamente vegetales. Y ya que mencionamos a la leche quisiera llamar la atención del consumidor en el sentido de que la leche descremada o parcialmente descremada es un tremendo error de la industria en cuanto a salud se refiere, del mismo modo que lo es el blanquear el azúcar, la sal o el pan. Los alimentos hay que tomarlos sin manipular o al menos sin extraer de ellos nutrientes importantes, como ocurre con la grasa de la leche. Haciéndolo así desnaturalizamos el alimento, lo desequilibramos y lo convertimos en un producto perjudicial para la salud. Si decide tomar leche tómela entera, sin descremar (habría que decir sin desnatar), lo mismo que los yogures y el queso. Además, si lo que pretende es eliminar las grasas de su alimentación tenga en cuenta que la cantidad que contiene la leche es ínfima y no le hará engordar por este concepto ni un gramo. Como contrapartida perderá las vitaminas A y D que pueda contener, y obtendrá un producto que recuerda vagamente a lo que quiere tomar en realidad.

Volviendo a las controvertidas grasas saturadas, debemos aclarar que son el mejor medio para engordar y acumularse en el tejido adiposo, muy superior a los hidratos de carbono, víctimas inocentes de la mala información de médicos y público. Mientras que la conversión de los hidratos de carbono en grasas no es fácil y se necesita una gran inactividad física para que este hecho se produzca, las grasas saturadas pudiéramos decir que pasan directamente al tejido adiposo, salvo en las circunstancias mencionadas con anterioridad, como son el frío o la actividad física intensa. Para que el organismo pueda almacenar como grasa los alimentos se necesita consumir energía, ya que a fin de cuentas es un proceso metabólico como otro cualquiera, y por lo que sabemos solamente son necesarias tres calorías para convertir cien calorías de grasa en grasa pura, almacenada. Además, existe la circunstancia de que los hidratos de carbono consumidos en exceso y durante varios días se almacenan primeramente como glucógeno de reserva, y solamente en el caso de sobrepasar en casi dos mil calorías nuestra dieta diaria podríamos convertir este exceso en grasa, algo difícil de lograr con una alimentación tradicional. El hecho de que algunas personas manifiesten que el pan o las pastas italianas les engordan se debe a lo que añaden a estos alimentos, pero nunca al producto aislado. Por decirlo de un modo simple: no engordan los macarrones, sino aquello que se añade a los macarrones.

Hay países que consumen muchas más calorías que nosotros y sin embargo no tienen los problemas de sobrepeso tan difundidos. La razón está no en la cantidad de calorías que consumen, sino en las grasas saturadas de su alimentación, mucho más reducidas. El hecho de que la carne de mamíferos sea muy cara hace que los países no desarrollados económicamente coman otro tipo de alimentos, como los cereales o el pescado, quizá con más calorías, pero mucho más pobres en grasas, lo que se traduce en un menor engorde de la población. Comparativamente, mientras que en los países occidentales las grasas saturadas constituyen casi el 25 % de la dieta (más un 10 % para las vegetales), en el resto del mundo la cantidad total de ambas grasas apenas llega al 10 %. Pero lo más grave es que el mayor aporte calórico se consigue a base de estas grasas de difícil metabolización y fácil acumulación en los tejidos, lo que se traduce en una menor energía y un aumento de las enfermedades cardiovasculares.

He aquí, de manera resumida, algunos datos sobre el consumo de grasas que se debería tener en cuenta:

Entre un 30 y un 70 % del cáncer parece estar relacionado con la dieta, especialmente el cáncer de mama y de colon.

Una dieta pobre en grasas animales consigue reducir el crecimiento anormal de células en el tejido mamario.

Pudiera ser que la cantidad de estrógenos estuviera también relacionada con el consumo de grasas.

Un exceso de grasas aumenta la cantidad de ácidos biliares.

Los productos vegetales no contienen colesterol, los cárnicos sí.

Las grasas saturadas perjudican las funciones hepatobiliares.

Las grasas saturadas provocan, además de obesidad, aumento del colesterol, enfermedades cardiovasculares y diabetes.

Si tenemos un exceso de grasas corporales también lo tendremos de toxinas, puesto que se pueden acumular con mayor facilidad.

Es más fácil reducir calorías reduciendo grasas que suprimiendo otros alimentos.

PERO, ¿SON MALAS TODAS LAS GRASAS?

Este es el principal problema de información errónea, incluso entre los profesionales de la medicina, ya que no distinguen grasas y grasas, llegando a valorarlas exclusivamente por su aporte calórico. Por poner un ejemplo, es muy frecuente que cuando un médico receta un régimen sin grasas mande suprimir también los frutos secos y los aceites vegetales, siendo la carne a la parrilla el plato más recomendado. Craso error que lleva prontamente a un deterioro de la salud a quienes siguen este régimen, ya que las grasas vegetales, y otras que después veremos, contienen los denominados ácidos grasos esenciales que, como su nombre indica, son esenciales para la salud y hay que aportarlos mediante los alimentos.

El ácido linoleico y el ácido linolénico son dos ácidos imprescindibles en nuestra alimentación, ya que al no poder ser fabricados por el organismo deben ser aportados a través de los alimentos vegetales, especialmente mediante los aceites de semillas. Por eso, suprimir el aceite de guisar (y mejor aún tomado crudo en ensaladas) es un error dietético que conduce a un deterioro grave de la salud y además no sirve como método adelgazante, ya que este aceite, al ser fluido, puede contribuir a movilizar el otro más denso y así contribuir al adelgazamiento.

Estos ácidos grasos esenciales intervienen en el crecimiento, en las funciones intelectuales, el mantenimiento de la vaina de mielina de los nervios, en la elasticidad de la pared arterial, en el transporte de oxígeno desde los glóbulos rojos a todo el cuerpo, para mantener la tersura de la piel y las mucosas y como precursores de las prostaglandinas. Por ello, y aunque la carencia de ácidos grasos no es algo habitual (se encuentran ampliamente distribuidos en la naturaleza), se observan casos de eccemas, caída del cabello, afecciones hepáticas, problemas en el crecimiento, trastornos circulatorios con hormigueos en manos y pies, así como problemas de memoria y aprendizaje. Un consumo extra de ellos puede producir un aumento del metabolismo y con ello una reducción global del peso.

Los mejores aceites vegetales se encuentran en el maíz, girasol, soja y oliva, así como en el germen de trigo, las nueces, el sésamo, lino y semillas de calabaza.

Existen además otros tipos de ácidos grasos como el EPA (eicosapentanoico) y el DGLA (dihomogammalinolénico), los cuales solamente se encuentran en ciertas especies de pescado, que tienen propiedades muy interesantes para la salud humana y que deberemos tener en cuenta.

Otro ácido graso importante es el ácido oleico presente en abundancia en el aceite de oliva, el cual está a medio camino entre los saturados y los insaturados (es monoinsaturado), resistiendo bien las altas temperaturas y la oxidación.

Pero en todo ello hay un dato que nos debe hacer pensar y es el relativo al control de las grasas corporales. Tanto los científicos como los instintos corporales tratan de controlar un mismo nutriente: las grasas. A pesar de que en un cuerpo humano existen otros elementos en abundancia, como es el agua, los huesos, los músculos, los tendones o la sangre, solamente la cantidad de grasas parece estar sujeta a regulación. ¿Tiene la grasa una importancia tan vital en nuestra sa - lud que haga que nos concentremos tanto en ella? ¿Por qué no nos preocupa nuestra masa muscular y nos concentramos tanto en la grasa subcutánea?

Sabemos que una bajada en el nivel de azúcar en sangre nos produce necesidad de alimentos, lo mismo que la sed es una señal para que bebamos líquidos. Esos mecanismos de alarma se disparan de forma instintiva, pero esto no ocurre cuando nuestras reservas grasas disminuyen, lo que puede indicar que el organismo no considera vital para su supervivencia los niveles de grasa acumulados en el tejido adiposo. Si este tejido tuviera como finalidad, según nos cuentan, el ser una reserva para cuando necesitemos un aporte extra de grasa (frío intenso, aumento del ejercicio), también debería serlo en circunstancias normales, pero no es así. Por algún motivo que no sabemos, estas supuestas reservas no están disponibles con tanta facilidad y solamente se pueden movilizar después de, al menos, media hora de ejercicio intenso o cuando hay un frío extremo que pone en peligro la salud. Mientras tanto y aunque no comamos grasas durante unos días, el cuerpo apenas si puede extraer unos gramos de esos depósitos, lo que explicaría porqué es tan difícil adelgazar.

Además, y esto es importante, cuando una persona está sometida a un régimen drástico de adelgazamiento, con privación de grasas, y le entra un hambre incontrolable, solamente logra calmarla tomando un alimento graso y seguirá comiéndolo hasta que haya saturado de nuevo su organismo con grasas. Una vez saciado, ese efecto es muy duradero y no sentirá apetencia de grasas hasta que sus niveles desciendan de nuevo. En el supuesto de que no se suministren esas grasas demandadas, bajará el metabolismo basal, habrá menos consumo de calorías y por tanto de grasas, con lo cual la persona es posible que engorde aunque siga un régimen sumamente restrictivo. Las necesidades de glucosa y agua, por el contrario, son cotidianas, aunque no existan carencias importantes.

TEJIDO ADIPOSO

La cantidad de grasas que necesita ingerir una persona puede que esté en relación con la cantidad de células adiposas que posea genéticamente, las cuales se encuentran situadas debajo de la piel. Estas células tienen una capacidad determinada para almacenar grasa y necesitan de ella durante toda la vida, sin que parezca disminuir su apetencia. Afortunadamente, y si los investigadores no están equivocados, el número de células no puede aumentar aunque tomemos mucha grasa desde pequeños; la genética, pues, parece ser el factor más determinante.

Las células adiposas poseen una vida propia, como cualquier célula, y cuando están vacías envían señales al cerebro, el cual mediante el centro regulador del apetito aumenta sus demandas de comida. En el supuesto de que la persona no ingiera en ese momento las grasas necesarias suele emplear diversos recursos para transformar en grasa otros alimentos, especialmente los hidratos de carbono. No obstante, y si en ese momento de carencia de grasas la persona realiza el adecuado ejercicio físico que consuma los hidratos de carbono, esa transformación no se realizará y se podrá adelgazar.

Independientemente del control que las células adiposas realizan sobre el apetito, otros factores actuarán en el mismo sentido para aumentar el hambre: entre ellos el olor de los alimentos, su sabor y la presencia, además de un ambiente social adecuado. Cuando todos estos factores se dan juntos, algo muy habitual, el apetito aumenta sin razón orgánica justificada y la persona comerá más de lo que en realidad su organismo necesita.

LOS ACEITES

Entre los aceites vegetales las preferencias van hacia aquellos que se extraen de semillas y frutos, como son las aceitunas, los cacahuetes, la soja, la colza, el girasol, maíz, uvas y cocos. Su obtención es muy sencilla, ya que basta con prensarlo en frío, lo que da lugar a un aceite de primerísima calidad, sin refinar, en el cual están contenidas todas las sustancias nutritivas y medicinales del fruto. Por desgracia, este procedimiento es lento y caro y actualmente solamente los agricultores amantes de los alimentos biológicos lo venden así. El resto, el comercializado a gran escala, se obtiene mecánicamente, utilizándose en ocasiones disolventes para extraer todos los residuos y añadiéndole aditivos para que no se enrancie, ni huela en demasía. El resultado es un aceite limpio, que no produce humos ni salpica al calentarse, pero sin ningún parecido con el aceite sin refinar.

Residuos importantes

Lo curioso del caso es que a estos "residuos" no se les considera como tales y se les aprovecha para alimentar al ganado. Los naturalistas se han dado cuenta de la calidad de estos residuos y los reclaman como parte importante de su dieta, habiéndose conseguido que las proteínas y vitaminas desechadas en un principio pasen a enriquecer la alimentación infantil y que también se elaboren con ellas alimentos vegetales diversos, entre ellos la denominada carne vegetal. La carne de soja, sin ir más lejos, es un producto residual riquísimo en proteínas de alta calidad biológica, así como en ácidos grasos insaturados, vitaminas E y F.

En cuanto a su contenido en ácidos grasos esenciales o grasas insaturadas, ésta sería la clasificación de los aceites prensados en frío:

Aceite de girasol: 65%
Aceite de soja: 60%
Aceite de germen de trigo: 52%
Aceite de oliva: 8%
Aceite de maíz: 59%
Aceite de pepita de uva: 72%

Saturación

Mediante un procedimiento de hidrogenación, los aceites licuados de vegetales se vuelven sólidos y se les transforma en margarinas, llegando a tener cierto grado de saturación que les hace no tan aptos para la alimentación como estaban cuando eran líquidos.

Las margarinas actuales han desbancado enormemente a la mantequilla extraída de la leche y cada vez son más puras, no añadiéndose en algunas de ellas producto alguno de procedencia animal, como antes se hacía incorporándolas aceite de pescado. Esta separación trajo un nuevo inconveniente y es que carecían entonces de vitaminas A y D, lo que dio lugar a no pocos casos de raquitismo y hemeralopía. Desde entonces se adiciona con vitaminas A y D, además de suplementarlas con E.

Otros aceites menos utilizados son aquellos que se obtienen de los peces y entre los más apreciados están el aceite de ballena con el cual se fabrican cosméticos, lubricantes y margarinas, y el aceite de hígado de bacalao y halibut, que se utiliza para el tratamiento de anemias o carencias vitamínicas.

La guerra actual a las grasas constituye una moda más entre la población, la cual no distingue entre sus diversas clases, considerándolas a todas por igual perjudiciales. La frase de "coma usted menos grasa" es algo común en las consultas médicas, llegando a eliminarse primeramente los aceites de cocina, pero nunca el bistec; justo al contrario de lo que se debería hacer.

LA ELABORACIÓN DE LOS ACEITES COMESTIBLES

La forma más universal es ciertamente decepcionante, ya que se emplean métodos químicos que alejan bastante el producto original de lo que nosotros consumimos. Concretamente, en Alemania se han prohibido numerosas partidas de aceite de oliva por contener aditivos no autorizados o en mayor proporción que la razonable.

El procedimiento habitual de extracción del aceite a partir de una semilla consiste en triturarla y añadirle entonces un componente químico similar al aceite para disolverlo y separarle de la parte sólida. Después se le añaden antioxidantes para evitar el enranciamiento, como puede ser la vitamina E (tocoferol), pero la mayoría de las industrias lo sustituyen por otros productos químicos mucho más baratos. La diferencia entre la denominación "puro de oliva" o "aceite virgen" estriba en que este último no debe contener ninguna sustancia que no sea el aceite de origen, mientras que en el otro la purificación se consigue mediante procedimientos químicos. Existen también aceites vírgenes que han sido extraídos mediante prensado en frío, modalidad algo más cara pero altamente recomendable.

En cuanto a la forma de ingerir aceites de semillas la mejor sin lugar a dudas es en crudo, ya sea en ensalada o con unas gotas de limón en ayunas. No existe una calidad o recomendación especial para ningún tipo de aceite, aunque se pueden considerar como de especial interés el de oliva, el de maíz y el del germen de trigo, siempre que sean de primer prensado en frío. Después están los de pepitas de uva, girasol y soja, estos últimos bastante purificados por la industria para hacerlos más atractivos a la vista y casi sin olor, lo que disminuye sus propiedades en cuanto a salud. No obstante, se pueden consumir sin problemas y son los más económicos.

Si los vamos a utilizar para frituras hay que tomar algunas precauciones, como por ejemplo:

Evitar por encima de todo que salga humo del aceite.

No freír a temperatura muy alta, aunque ello implique que tardemos más tiempo en hacer la comida.

No reutilizar ningún aceite que esté negro o que tenga residuos.

No utilizarlo para más de tres frituras, y eso siempre y cuando no hayamos empleado temperaturas muy altas.

Las *margarinas* en estado natural son líquidas y para hacerlas sólidas se las somete a un proceso de hidrogenado, lo que hace que se saturen artificialmente. En algunas incluso se le añade ácido linoleico para darles mayor consistencia e incluso se les incluye cinc, lo que convierte un producto natural en origen en otro ya manipulado y menos aconsejable.

Los frutos secos son un excelente medio de suministrarnos grasas saludables de gran calidad biológica. Aunque muchos especialistas cuando ponen un régimen sin grasas los incluyen en la misma lista se trata de un error, ya que aportan un tipo de grasa totalmente opuesto a las que proceden de animales. La mayoría, además, contienen vitaminas antioxidantes que las hacen más aconsejables.

Los *pescados azules,* tan criticados hace algunos años, son un excelente alimento que nos aporta grasas de gran interés para el ser humano como es el EPA, que protege a las arterias de su degeneración y esclerosis.

OTRAS GRASAS

La manteca de cerdo se obtiene de los tejidos que rodean el estómago y los riñones, aunque también se puede obtener de la carne de vacuno y ovino. Para extraer la grasa se calienta la parte adiposa para licuarla y poderla recoger, procedimiento que se puede utilizar cuando queramos eliminar las grasas de la carne que vayamos a consumir.

El sebo es similar a la manteca, más concentrado, y se extrae exclusivamente del tejido adiposo del animal.

La mantequilla es otra grasa de procedencia animal que se obtiene de la leche mediante diversos procedimientos, como puede ser la centrifugación.

UTILIDAD DE LAS GRASAS

La misión de las grasas en nuestro organismo es variada. En primer lugar está su papel en la absorción de las vitaminas liposolubles (A, D, E, F y K), las cuales necesitan un medio graso para disolverse y así poder asimilarlas. Una carencia drástica de grasas (menos del 10 % del total de la dieta) provocaría rápidamente una deficiencia de vitamina A.

Otra misión de las grasas es su capacidad energética, siendo capaces de proporcionar el doble de energía que los hidratos de carbono, aunque esta producción de energía sea más lenta, dificultosa e incompleta que aquellos. Lo cierto es que en esfuerzos prolongados o en los meses de invierno, la necesidad de grasas es notoria. Sin embargo, mezclar un hidrato de carbono con una grasa (un bocadillo de chorizo, por ejemplo), con el fin de asegurarnos energía inmediata y prolongada, no produce dicho efecto, ya que la grasa impide la rápida combustión del hidrato de carbono, con lo que su aporte energético inmediato no se realizaría. Las grasas, pues, hay que tomarlas aisladas de los hidratos de carbono.

Otra utilidad de las grasas, quizá la más olvidada, es su propiedad como lubricante, empezando en la masticación de los alimentos, pasando por su deglución y terminando en la formación

34

de un bolo alimenticio de absorción paulatina. También impiden el roce en las fibras musculares y ofrecen un buen soporte aislante a muchos órganos vitales, además de proteger la vaina de mielina de la red nerviosa.

CONTENIDO EN GRASAS SATURADAS

Carne de vacuno: 30 %
Ternera: 10 %
Carne de cerdo: 60 %
Quesos frescos: 4 %
Quesos curados: 30 %
Quesitos: 50 %
Chocolate: 30 %
Bollería: 20 %
Tartas: 15 %.

CAPÍTULO 2

EL COLESTEROL

Esencial para la vida

El colesterol, aunque la mala prensa le considere una sustancia perjudicial, es uno de los productos biológicos más importantes que existen en el cuerpo humano. Su principal misión es la de servir de soporte para la elaboración de hormonas (preferentemente las sexuales), contribuir a la formación de los ácidos biliares y formar el sistema defensivo. Otra función, no menos importante, es la de regular la bicapa grasa de las membranas celulares y subcelulares, asegurando así su permeabilidad.

El colesterol no es ninguna sustancia grasa, sino más bien un alcohol polivalente, siendo su contenido en sangre de unos doscientos cincuenta miligramos por ciento. Un exceso de grasas animales o una metabolización deficiente de éstas a causa de un déficit de grasas insaturadas, suele elevar los valores del colesterol hasta hacerlos peligrosos.

Segregado por la bilis, se mantiene en solución mediante los ácidos biliares y la lecitina, y cuando nuestro organismo nota un aumento de colesterol aumenta la concentración biliar en un intento de disolverlo, lo que provoca una cristalización que puede producir cálculos biliares. Si el proceso continúa, el colesterol en exceso trata de ser eliminado a través de las arterias, lo que solamente puede conseguirse si la pared arterial está en buen estado, algo nada habitual en las personas comedoras cotidianas de grasas y proteínas animales. El colesterol y los triglicéridos no circulan libremente en el plasma, sino que se unen a proteínas para formar unos compuestos llamados entonces lipoproteínas y así poder llegar a los lugares adecuados.

Las consecuencias de un exceso de colesterol ya son conocidas: enfermedades coronarias, arteriosclerosis, hipertensión, etc. Aunque no todo el mundo está de acuerdo en ello, no se trataría de disminuir los productos ricos en colesterol, como es el caso de los huevos y el queso, sino de aumentar la ingesta de grasas insaturadas, así como de vitamina E. Esto permitiría que las personas que van a seguir comiendo grasas animales no padecieran con tanta frecuencia los problemas por el exceso de colesterol.

LIPOPROTEÍNAS

Tres son las lipoproteínas más importantes:

1. *Muy baja densidad (VLDL-Lipoproteínas de muy baja densidad).*
Son precursoras de las lipoproteínas de baja

densidad. Las VLDL transportan las grasas del interior del cuerpo desde el hígado para su almacenamiento, o son degradadas rápidamente para formar lipoproteínas de densidad media (LDL). Al final de un largo proceso son aclaradas en el hígado en su mayor parte y otra porción contribuirá a la formación de las temidas placas de ateroma en los vasos sanguíneos. Son relativamente bajas en proteínas, fosfolípidos y colesterol, pero altas en triglicéridos (55 a 95 %). En términos más amplios, estas partículas son denominadas «lipoproteínas ricas en triglicéridos».

2. *Baja densidad (LDL-Lipoproteínas de baja densidad).*

Estas son las agresoras, el colesterol malo, y son las que más daño nos pueden producir porque contienen mayor cantidad de colesterol. Constituyen unas dos terceras partes del colesterol plasmático total. Están caracterizadas por elevados niveles de colesterol, principalmente en la forma de ésteres colesterílicos. En virtud de que hasta el 50 % de la masa de LDL es colesterol, no resulta sorprendente que el LDL tenga un rol significativo en el desarrollo de la enfermedad aterosclerótica.

3. *Alta densidad (HDL-Lipoproteínas de alta densidad).*

Estas se conocen como las protectoras o colesterol bueno. Ya que no permiten que las otras lipoproteínas que son las agresoras se peguen a las células y nos provoque daños en nuestro cuerpo. Los aspectos notables de estas partículas son su alto contenido de proteína (50 %) y su relativamente alto contenido de fosfolípidos (30 %). Generalmente, las HDL son divididas en dos subclases: HDL2 y HDL3. Las HDL2 son grandes y menos densas; las HDL3 son menores y más densas.

ANOMALÍAS

Ya tenemos, por tanto, una de las causas del exceso de colesterol, el cual se puede originar por un aumento de la conversión de VLDL a LDL, o una disminución del aclaramiento de las LDL. En la medida en que esta lipoproteína sea más espesa, así será el riesgo de que se formen placas de ateroma en las arterias. Algunas de las causas que pueden originar esta anomalía son la obesidad, la diabetes o algún problema genético.

Otras causas más conocidas pueden ser la mala función hepática, el estrés y el exceso en la dieta de grasas saturadas. Aunque el colesterol puede ser degradado en el hígado y disuelto por las sales biliares, un exceso que provenga de la alimentación reduciría el número de receptores y aumentaría en el plasma, tanto el colesterol como las lipoproteínas de baja densidad.

Llegado a este punto, un organismo sano podría eliminar este exceso mediante las lipoproteínas de alta densidad (HDL), las cuales se unirían a las LDL y podrían circular libremente en sangre, evitando así que se adhieran a las paredes vasculares. Posteriormente serían eliminadas por vía biliar. El primer problema que surge es que la producción de HDL se suele agotar con facilidad si la dieta es rica en grasas saturadas.

ALIMENTOS MÁS RICOS EN COLESTEROL

Si estos alimentos que vamos a ver, ya de por sí perjudiciales, los mezclamos entre ellos, la cantidad de colesterol que vamos a ingerir sería muy peligrosa.

Cantidad de colesterol % gramos de alimento crudo:

Sesos: 2.300 mg
Higadillos de pollo: 200 mg
Yema de huevo: 1.600 mg
Caviar: 300 mg
Huevo entero crudo: 500 mg
Hígado de cerdo: 400 mg
Mantequilla: 250 mg
Riñones: 500 mg
Mariscos: 200 mg
Ostras: 200 mg
Quesos grasos: 150 mg
Gambas: 125 mg
Jamón serrano: 125 mg
Salchicha: 100mg
Lomo de cerdo: 100 mg
Carne de ternera: 90 mg

Pollo: 80 mg
Carnes de vacuno: 70 mg
Pierna de cordero: 70 mg
Carne de buey: 45 mg
Helados: 25 mg
Carne de pavo: 20 mg

Respecto a los aceites vegetales hay que decir que contienen una cantidad considerable de ácidos grasos poliinsaturados y menos de saturados, salvo la manteca de cacao, el coco y la palma, cuya proporción es al revés. El aceite de oliva es un intermedio entre éstos, ya que contiene también ácidos grasos monoinsaturados. Todos los aceites de semillas son ricos en vitaminas E y F.

ALIMENTOS MÁS RICOS EN GRASAS POLIINSATURADAS

Aceites de semillas: 90 %
Aceitunas verdes: 18 %
Aguacate: 14 %
Almendras: 50 %
Atún en lata: 5 %
Avellanas: 60 %
Carne de buey: 15 %
Hamburguesa: 11 %
Cacahuetes: 37 %
Jamón serrano: 16 %.
Carne de cordero: 6 %
Helados: 7 %
Hígado de cerdo: 2 %

Huevos: 5 %

Leche de vaca: 2 %

Mantequilla: 30 %

Margarina: 65 %

Nata: 10 %

Nueces: 60 %

Pan blanco: 2 %

Patatas fritas: 10 %

Carne de pavo: 5 %

Pistachos: 49 %

Carne de pollo: 8 %

Queso fresco: 2 %

Salmón: 3 %

Pastas italianas: 4 %

Carne de ternera: 5 %.

¿Para qué sirven las grasas en nuestro organismo?

Pudiera parecer para un profano que la naturaleza ha cometido un error tremendo al proporcionarnos alimentos ricos en grasas si, como parece, son tan perjudiciales para la salud. Pero como es lógico razonar nada en la naturaleza es un error, ni existe por casualidad. El que el ser humano no sea capaz de entender su mecanismo o el porqué de su existencia, solamente quiere decir eso, que no entendemos lo que parece obvio.

Las grasas están presentes en nuestro organismo en cantidad importante y por tanto deben ser suministradas periódicamente con la alimentación, ya que son vitales para la supervivencia. Lo único que ocurre es que los humanos no tenemos nuestro sentido de la medida bien calibrado y caemos con frecuencia en uno de los dos extremos: o mucho, o nada. Parece ser que encontrar el equilibrio no es nuestra mejor virtud.

Ya sabemos que las grasas son el combustible de reserva de los mamíferos, especialmente útil en los meses de invierno, pero además forman parte de compuestos como la vitamina A o los carotenos, la vitamina D, la E y la K, además de ser la base del colesterol, sustancia que como hemos dicho, es imprescindible para la salud.

También encontramos grasas en el cerebro, el sistema nervioso, las hormonas sexuales masculina y femenina, así como en los corticoides, siendo igualmente imprescindibles para la formación de las prostaglandinas, sustancias orgánicas que intervienen en los procesos inflamatorios y alérgicos. Además, las reservas grasas del tejido adiposo cumplen otra misión no menos importante y es la de acumular tóxicos que no pueden ser eliminados en ese momento, especialmente los de naturaleza liposoluble. Esto es especialmente importante en aquellas personas que toman drogas, medicamentos, alcohol o comidas poco saludables, ya que si cuentan con una reserva grasa importante su salud apenas se resentirá mientras estos depósitos no se saturen. Una persona sometida a un régimen de adelgazamiento está más expuesta a esta autointoxicación que una obesa.

El ejercicio físico continuado contribuiría por tanto a la eliminación de parte de las toxinas acumuladas y por eso es lógico que proporcione un estado emocional y físico óptimo en las personas con sobrepeso. A la bajada del peso y la mejora en la estética, hay que añadir un cuerpo más libre de tóxicos.

ENFERMEDADES QUE CAUSAN EL ABUSO DE GRASAS EN LA ALIMENTACIÓN

Los lípidos no consumidos se van depositando paulatinamente en las paredes inferiores de los vasos sanguíneos y aunque este proceso es muy lento, ya que el organismo trata una y otra vez de darles alguna utilidad, con el paso de los años el depósito graso va aumentando y solidificándose al no tener ya ningún movimiento. Estos residuos sólidos se denominan placas de ateroma y si la evolución no se detiene se calcifican, pudiendo llegar a desprenderse y provocar una trombosis o un infarto.

El sucesivo engrosamiento de la pared vascular a causa de los depósitos grasos hace que su luz se estreche y el aporte sanguíneo se reduzca. Llegado a este punto, el corazón aumenta su presión para asegurar el suministro adecuado de sangre, lo que consigue en parte. Sin embargo, aunque el sístole pueda restablecer la nutrición adecuada no ocurre así con la diástole, lo cual provoca estancamientos en la circulación de retorno, lo que da lugar a una eliminación defectuosa de los residuos, así como un intercambio entre arterias y venas muy lento. Una obstrucción importante de un canal arterial puede provocar un paro cardíaco irreversible o no, según se actúe rápidamente para solucionarlo. La suma de una serie de circunstancias, entre las que están la obesidad, el sedentarismo, fumar, la diabetes y la herencia, hacen que los problemas derivados por el consumo exagerado de grasas saturadas se agudicen, llegando a un momento en que la situación parece sea irreversible aunque las personas intenten cambiar tardíamente de vida.

Los médicos luchan contra el exceso de colesterol administrando medicamentos de dudosa utilidad, como los derivados del clofibrato, cuyos efectos secundarios más comunes son molestias gastrointestinales (náuseas, anorexia, pesadez de estómago). Con menor frecuencia pueden aparecer erupciones cutáneas, disminución de la libido, dolores y calambres musculares, somnolencia, fatiga, sequedad de pelo y/o piel. Aumento de los niveles de transaminasas séricas y hepatomagalia, no asociado a hepatotoxicidad, y posiblemente crisis de pánico.

Pero no es el colesterol en sí mismo el causante de las enfermedades relacionadas, sino la combinación entre éste y las grasas saturadas, al que también se une el calcio, no por exceso sino por descalcificación. La pérdida del calcio óseo forma compuestos insolubles con el colesterol, dando lugar a la formación de ateromas y endurecimiento vascular. Cuando se administra calcio suplementario se agudiza el problema, pues el hueso no puede absorberlo, circulando libremente en sangre en cantidades peligrosas. La carencia de magnesio y potasio contribuye a que los ateromas formados no se disuelvan y el círculo mortal se cierra aún más.

Los estudios sobre la prevención y curación de las enfermedades producidas por la alimentación grasa han llevado a que se recomiende aumentar la proporción de grasas poliinsaturadas de la dieta, ya que éstas se mezclan con las saturadas, haciendo que circulen fluidas en sangre. Lo que ocurre es que no solamente con tomar grasas vegetales se soluciona el problema, ya que sin ejercicio adecuado las grasas insaturadas se separan para proporcionar energía, mientras que las saturadas no pueden ser consumidas a causa del poco movimiento que realizamos en nuestra vida cotidiana.

La solución es más sencilla de lo que parece:

Evitar la ingestión de carne de mamíferos.
Consumir aceites vegetales y frutos secos.
Comer pescado de todo tipo, especialmente el azul.
Tomar suplementos de lecitina y vitamina E.
Realizar ejercicio físico adecuado.

No necesitamos comer carne para estar bien nutridos

Desde que las industrias cárnicas se instalaron en todo el mundo, sus propietarios han procurado convencer a los consumidores de que la carne animal es un alimento de primera necesidad, de gran categoría, exquisito paladar y, por tanto, imprescindible en la alimentación humana. Habiendo conseguido convencer a miles de labradores para que transformasen sus tierras de labranza en pastizales y abandonasen el cultivo de vegetales, ya solamente faltaba convencer a los médicos y al consumidor sobre las extraordinarias virtudes de la carne para que la población entera la consumiera. Y bien sea porque contrataron y pagaron a científicos de renombre o porque su comercialización enriquecía a muchos, lo cierto es que lo consiguieron y hoy en día pocas personas dejan de comer carne de manera consciente y voluntaria. Si lo hacen tendrán que soportar las burlas de sus compañeros y las llamadas de atención de los médicos, no solamente de manera privada, sino también a través de los medios de difusión. El convencimiento es tan grande que incluso en los denominados "potitos" infantiles se incorpora carne, hígado y jamón, para que ya desde muy pequeños los seres humanos adquieran la costumbre de comer carne. Y eso se hace en un organismo que carece todavía de colmillos y muelas trituradoras, prueba inequívoca de que no deberían comer, al menos todavía, esos alimentos. Pero si la madre naturaleza todavía no les ha dotado de los dientes necesarios, ahí están las sabias industrias que se lo dan triturado para que no tengan que masticarlo.

Afortunadamente, y aunque sea en libros como el presente, existen muchas personas debidamente informadas que quieren demostrar lo contrario: que la carne no es un alimento recomendable para el ser humano y ni siquiera imprescindible. El consumo de carne debería ser una opción libre, como lo es el consumir alcohol o azúcar blanco, pero deja de serlo cuando las personas que controlan la salud de los habitantes dicen que es necesaria y hasta imprescindible para estar bien nutridos.

He aquí algunos razonamientos que demuestran la inconveniencia de comer carne de mamíferos:

El ser humano no es un carnívoro en el sentido estricto de la palabra, ya que, entre otras cuestiones, no posee la flora intestinal adecuada para el consumo de carne, lo que da lugar a fermentaciones pútridas diarias.

Un animal carnívoro tiene mucho más desarrollados los colmillos que nosotros, mientras que el hombre desarrolla más las muelas, adecuadas para masticar la fibra de los vegetales y cereales para convertirlas en papilla.

Los auténticos carnívoros no pueden mover lateralmente sus mandíbulas.

49

El intestino del ser humano es muy largo, adecuado para absorber lentamente los nutrientes, mientras que en los carnívoros es más corto y agresivo. Por ello puede disgregar y asimilar rápidamente grasas, huesos y tendones.

Los carnívoros tienen un hígado mucho mayor que los hombres y puede neutralizar mejor las toxinas presentes en las vísceras de los animales que han comido.

El hombre suda a través de la piel y elimina así muchas toxinas, mientras que los carnívoros lo hacen solamente por la lengua.

La saliva del hombre es muy abundante y gracias a ella comienza en la boca la digestión de los hidratos de carbono presentes en los vegetales. Los carnívoros no tienen en ella la enzima tialina necesario para este proceso.

El estómago de los carnívoros segrega mayor cantidad de ácido clorhídrico que el del ser humano, ácido que es necesario para la digestión de la carne. Las úlceras gastroduodenales vienen precisamente por la gran cantidad de ácido clorhídrico que se segrega para poder digerir la carne que se come. Cuando se suprime la carne mejoran las úlceras.

La carne es un alimento procedente de cadáveres en estado de putrefacción. Su conservación es muy delicada, se corrompe con facilidad, acumula con frecuencia parásitos y bacterias (incluso mortales), y se hace necesario cocinarla y condimentarla para que sea agradable al paladar.

Enfermedades como "las vacas locas", la fiebre porcina, la toxoplasmosis, la gripe aviar, fiebre aftosa, triquinosis o la mixomatosis, entre otras muchas, nos debiera hacer considerar la conveniencia de seguir comiendo carne. Además, en su estado natural la carne es difícil de masticar, digerir y asimilar, salvo para los animales auténticamente carnívoros, quienes no gustan de la carne cocinada. Por contra, los vegetales se pueden comer crudos o cocinados, solos o mezclados con otros vegetales.

A los enfermos se les pone enseguida una dieta vegetariana, más saludable y digestible. Si es sana y nutritiva para los enfermos, lógicamente debe serlo igualmente para los sanos.

La dieta vegetariana no engorda, nos mantiene en el peso correcto.

Los vegetales no crean enfermedades por su consumo, las carnes producen enfermedades cardiovasculares, aumento del colesterol, artritis, exceso de ácido úrico, hipertensión arterial, etc.

La carne provoca adicción.

Para conseguir un kilo de carne de mamífero son necesarios SIETE kilos de cereales. Proporcionalmente, esos siete kilos de cereales bastarían para alimentar perfectamente a una persona sin necesidad de otros alimentos, mientras que ya sabemos que comiendo solamente carne no es posible la supervivencia. Si el hombre volviera a sus orígenes y dedicase las cosechas a su propio consumo, en lugar de alimentar con ellas al ganado, el hambre mundial quedaría corregida inmediatamente y hasta el aire estaría más saludable.

El consumo de carne produce agresividad. Los pueblos tradicionalmente carnívoros han sido desde siempre los más violentos.

COCINA SALUDABLE SIN COLESTEROL

CAPÍTULO 3

COMPLEMENTOS DE ESPECIAL INTERÉS

Esta relación trata sobre aquellos alimentos o suplementos a la dieta que tienen especiales propiedades en los tratamientos contra el colesterol. Son nutritivos, fáciles de digerir, muy energéticos, saludables y no aportan grasas inadecuadas. Aunque hace años solamente se podían encontrar en las tiendas de herbodietética, en la actualidad ya están en las estanterías de los mejores supermercados.

Lecitina

Se trata de un componente orgánico presente en nuestras células y que es fabricado por el hígado, almacenándose especialmente en la vesícula biliar como parte de la bilis. También se encuentra en alimentos como la yema de huevo, la leche virgen, el yogur y algunas leguminosas, especialmente en la soja.

Su misión en el organismo había sido menospreciada hasta hace algunos años, averiguándose entonces que era una sustancia lipoide (grasa) que emulsionaba otras grasas más densas. Nuestro organismo la vierte en el duodeno, conjuntamente con la bilis, cuando detecta la presencia de grasas saturadas procedentes de los alimentos.

Estas son las propiedades más importantes:

Actúa como emulsionante mediante una reducción de la tensión superficial de las grasas densas, saturadas. De esta manera, licua parcialmente las grasas poco digestibles y las transforma en sustancias más líquidas capaces de atravesar sin dificultad la mucosa intestinal. Esta acción es complementada mediante la presencia de los ácidos biliares y las albúminas.

Reduce la viscosidad de cualquier sustancia compacta y aumenta la cantidad de agua en ella, facilitando de esa manera su paso a través del cuerpo y con ello su eliminación por heces.

Actúa como antioxidante incluso en cantidades muy pequeñas, evitando la producción de los temibles radicales libres que se generan por el cizallamiento de las grasas saturadas.

Facilita la ligazón de las grasas con el agua, por lo que la digestión se hace mucho más fácil y rápida.

Aporta fósforo orgánico, muy activo e inocuo, el cual se incorpora rápidamente a la pared celular.

Tiene un efecto rejuvenecedor por su acción celular.

Mejora la memoria.

Ayuda al buen funcionamiento vascular y evita la esclerosis de las paredes arteriales.

Mejora la hidratación y elasticidad de la piel.

Tiene un efecto adelgazante, especialmente en aquellas personas que comen grasas animales.

Conjuntamente con el calcio, ayuda a la buena formación de los huesos.

Ayuda a disolver los depósitos de grasa acumulados en el tejido adiposo.

Posee acción energética.

Reduce los niveles de colesterol.

CÓMO TOMARLA

Se debe ingerir siempre en presencia de los alimentos, si lo que pretendemos es mejorar la digestión y evitar la absorción de colesterol.

Es imprescindible tomarla cuando comamos alimentos grasos.

Si solamente buscamos un efecto adelgazante, la tomaremos antes del desayuno

Si buscamos ambos efectos, adelgazante y digestivo, tomaremos una dosis antes de las tres comidas.

Cuando queramos mejorar el colesterol la dosis más imprescindible es la de la noche.

Para mejorar la salud en general y conservar el buen estado de las arterias, basta con una dosis al día, antes del desayuno.

Si la tomamos en forma de gránulos es necesario masticarla algo, lo mismo que si lo hacemos mediante comprimidos masticables. Existen también perlas elaboradas solamente con su aceite, que son muy adecuadas para aquellas personas que no les gusta el sabor puro de la lecitina.

Nunca hay que mezclarla en la fritura de los alimentos ni con otros ingredientes que estén muy calientes.

SEMILLAS DE LINO

Las semillas de lino se emplean básicamente como suplemento para combatir el estreñimiento, por lo que resultan útiles en las terapias de adelgazamiento y para combatir simultáneamente el exceso de colesterol. Pertenecen a la familia de las lináceas y, además de contener un 40 por l00 de aceite rico en ácidos grasos esenciales, contienen resinas, proteínas, mucílagos y linamarina, un glucósido.

Se puede emplear como laxante tomándolo en ayunas y antes de acostarse, con lo cual se aseguran unas deposiciones voluminosas y sin dolor. En este aspecto no se le conocen efectos secundarios y con el tiempo llegan a corregir el es - treñimiento. Al tratarse de una grasa insaturada, contribuye a normalizar las cifras altas de colesterol.

También lo pueden tomar sin problemas los diabéticos, por su pobre contenido en glúcidos, así como en forma de cataplasma para furúnculos y tumores benignos, y es muy empleado también en forma de cataplasma para bronquitis y abundancia de moco bronquial. De igual modo, la medicina tradicional lo recomienda para efectuar lavativas.

Su composición es:

Humedad: 9,2 %
Proteínas: 22,6 %
Carbohidratos: 23,2 %
Proteínas: 22,6 %
Fibra: 7%
Otros componentes: 4,3%

Se puede emplear también:

Como diurético.
Suavizante intestinal.
En las cistitis (se aplica una cataplasma caliente en el bajo vientre)
En las nefritis e infecciones renales.

GERMEN DE TRIGO

Se vende preferentemente en forma de escamas, que se pueden agregar a cualquier plato de sopa o guiso, e igualmente se puede emplear para empanar otros alimentos. No tiene apenas sabor, por lo que no modifica el sabor original de los alimentos y se recomienda añadirlo unos segundos antes de retirar la comida del fuego.

El germen de trigo forma parte de la harina integral, pero en la elaboración del pan blanco se elimina porque su riqueza en grasas hace más difícil la manipulación y conservación del pan. Con ello, y salvo un producto de sabor delicado y hasta insípido, se priva al pan de su mejor nutriente y se ofrece al público el desequilibrado producto final que ya conocemos.

Afortunadamente, el precio del germen de trigo en escamas es muy bajo y su consumo no supone un gasto significativo, mucho más si tenemos en cuenta los múltiples beneficios que nos aporta. En las dietas de adelgazamiento o para combatir el colesterol, resulta muy interesante su incorporación habitual a los alimentos, ya que, además de no engordar, aporta una cantidad importante de aminoácidos y ácidos grasos esenciales, y una porción nada despreciable de vitaminas.

Para su conservación es muy importante guardarlo al abrigo de la luz, del calor y sobre todo de la humedad. También se vende su extracto en forma de aceite puro o en forma de perlas, pero en este caso su indicación no es la obesidad sino otro tipo de enfermedades como el exceso del colesterol o bajo desarrollo muscular.

El germen de trigo contiene:

40 % de hidratos de carbono rápidamente asimilables.

45 % de proteínas de alto valor biológico.

10 % de grasas poliinsaturadas, especialmente ricas en ácido linoleico.

58

El resto es fibra y cantidades altas de vitamina E y del grupo B.

Se puede emplear también para:

Baja fertilidad, especialmente la masculina.
Escaso desarrollo muscular.
Criptorquidia (testículos que no descienden).
Enfermedades hepáticas.
Situaciones de necesidades extras de nutrientes, como el embarazo, deportistas, enfermedades infecciosas y debilitantes.
Aporte extra de proteínas durante el crecimiento, hemorragias, traumatismos.
Enfermedades digestivas en general.
En el postoperatorio, en quemaduras y para ayudar a cicatrizar heridas o úlceras.
Exceso de colesterol.

SOJA

La soja es el grano de una leguminosa que se emplea principalmente para la extracción de un aceite comestible. Una vez extraído este líquido, queda una pasta restante con un contenido en proteínas del 50 % de su peso total, el cual se utiliza para la alimentación animal.

En el comercio de la dietética la soja se emplea para numerosas aplicaciones, entre ellas:

La *harina de soja* se añade a numerosos productos dirigidos a deportistas.

Los *granos verdes* se utilizan, o bien para su germinación, o para preparar platos similares a las lentejas. Con la primera modalidad se preparan unas exquisitas y nutritivas ensaladas, aptas para cualquier régimen adelgazante.

La *leche de soja*, obtenida mediante un proceso que incluye la puesta en remojo de los granos, su trituración y cocción, es una bebida que ha ganado miles de adeptos por contribuir a mantener las cifras de colesterol en unos niveles óptimos. También se emplea en niños que no pueden tomar leche de vaca a causa de la intolerancia a la lactosa. Se trata, en suma, de una bebida refrescante, nutritiva y muy saludable que sustituye con ventaja a la leche y no engorda.

El queso elaborado con la soja líquida, denominado *tofu*, se le añade sal marina para que cuaje.

El tamari, o *salsa de soja*, se obtiene mediante la fermentación láctica de la soja y se emplea abundantemente como condimento en salsas y platos orientales. Se le han encontrado numerosas propiedades medicinales, aunque su gran contenido en sal aconseje prudencia en su consumo.

Otro compuesto de soja es el *miso*, empleado como un concentrado de proteínas vegetales.

El *aceite de soja* que se vende en el mercado es un producto muy refinado, aunque igualmente rico en ácidos grasos esenciales. No produce olor

COCINA SALUDABLE SIN COLESTEROL

en la fritura ni confiere sabor a los alimentos, pero no soporta bien las altas temperaturas.

CAPÍTULO 4

ALIMENTOS QUE BAJAN EL COLESTEROL

ACEITUNAS

Composición
Ácido palmítico, esteárico, oleico, linoleico y linolénico.

Fitosterina, lecitina, enzimas, pigmento, principio amargo.

Propiedades
Muy adecuadas para controlar las cifras altas de colesterol, especialmente el LDL, mientras que aumenta la del DHL, el más beneficioso para la salud.

La aceituna es tónica, digestiva y favorece la limpieza del estómago. Ligeramente tranquilizante, antiinflamatoria, laxante y nutritiva.

El aceite alivia las resecas, corrige el estreñimiento, calma el picor de la caspa y los eczemas, hidrata la piel seca, reduce el exceso de jugos gástricos, contrarrestan el veneno de las setas y el pescado en mal estado. Es un remedio extraordinario para aumentar la eliminación de bilis, contribuyendo así a regular el colesterol.

Receta básica

Se mezclan 250 gr de harina con 8 cucharadas soperas de aceite de oliva, 10 cucharadas de agua tibia y un poco de sal. Se amasa todo y hay que formar una bola ligeramente aplastada. Se envuelve en papel plástico y se guarda 30 minutos. Se pica cebolla, se mezcla con un poco de aceite de oliva, se añaden acelgas, sal, pimienta y 180 gramos de aceitunas sin hueso. Se unta un recipiente con aceite, se pone la masa extendida dentro con un pequeño reborde y se mezcla con lo que hemos preparado antes. Se hornea durante 30 minutos.

Si disponemos de *aceitunas verdes*, para quitarles el amargor hay que ponerlas en remojo en agua fría durante dos semanas. Después se ponen en un recipiente de cristal y se cubre de agua, sal y tomillo o cualquier otra hierba que nos guste. Se dejan por lo menos dos semanas antes de consumirlas.

Las *aceitunas partidas* se preparan machacándolas con un golpe seco y poniéndolas en remojo durante una semana, cambiando el agua con frecuencia. El último día se meten en un recipiente de cristal con una mezcla de hierbas y medio limón. Se llena con agua salada y se deja macerar dos semanas más.

Las *aceitunas negras* hay que ponerlas cuando están maduras en un lugar seco y después se ponen en un recipiente con algo de aceite en capas, espolvoreando cada capa con sal y limón. Se dejan reposar una semana, se añade sal y aceite y se mantienen así otros siete días antes de consumirlas.

ACHICORIA

Pertenece al género de las Compuestas, el mismo que la **endibia** y la **escarola**. Estas últimas, aunque más sabrosas por ser menos amargas, pierden la mayor parte de los nutrientes y sus cualidades al privárselas parcialmente de la luz solar.

Composición
La raíz, principio amargo, inulina, intibina.

Las hojas, principio amargo, intibina, glucósido, cichorina. Ácido tánico, aceites grasos esenciales, pectinas, colina, resinas.

Propiedades
Son laxantes y un excelente alimento como restaurador de las funciones hepático-biliares y los niveles de colesterol. Favorece la expulsión de bilis al duodeno, por lo que mejora la digestión de los alimentos y especialmente de las grasas. Con su raíz tostada se fabrica un sucedáneo del café, mucho más saludable y nutritivo, además de no tener ninguno de sus efectos secunda-

rios. Puede consumirse incluso de noche y es apto para quitar el hábito del café, ya que mezclado proporciona un sabor similar.

Tiene importantes efectos depurativos, estimula el apetito y mejora la función renal sin forzarla.

Receta básica

Se pueden consumir sus hojas como una verdura más, incluso añadida a guisos de patatas, o como ensalada, aunque así es ligeramente amarga.

Para utilizar la raíz hay que limpiarla previamente a fondo, lavarla, cortarla en rodajas y secarla rápidamente a una temperatura de 50°.

AGUACATE

Es originario de Méjico, aunque ahora se cultiva en zonas del Mediterráneo. Tiene forma de pera y un hueso de gran tamaño en el interior. De color verdoso que se va oscureciendo con el tiempo cuando madura, es corriente comerlo con algo de limón para mejorar su sabor.

Composición

Es rico en vitaminas A, B6, C, E y casi un 30% de grasa insaturada, además de tener una gran cantidad de potasio (500 mg/100 gr)

También contiene albúmina, minerales y algo de azúcar.

Propiedades

Fortalece los huesos, mejora la visión, evita la formación de gases intestinales y tiene efectos beneficiosos en resfriados, catarros, jaquecas y neuralgias. Ayuda a bajar el colesterol. Tradicionalmente se cree que mejora los problemas sexuales y los trastornos circulatorios.

Externamente se emplea su aceite para afecciones reumáticas y los dolores de la gota. Es antioxidante y aplicado en pasta mejora la piel áspera, las rozaduras, las quemaduras solares y los eczemas.

Estimula el apetito, tonifica el sistema nervioso, regula la menstruación y alivia la tos.

La semilla del fruto, tostada y molida, es un buen diurético.

Receta básica

Se parte por la mitad, se le extraen las semillas y la pulpa, la cual se puede extender sobre pequeños trozos de pan para hacer canapés, sazonándolo con sal y zumo de limón. También se puede emplear la cáscara vacía para rellenarla con langostinos y tomates triturados, con atún, yema de huevo, sal y zumo de limón y algo de la pulpa, o también en platos dulces como relleno en tartas y bollos. Hay que meterlo en el frigorífico para servirlo frío.

Nota:

No coma aguacates si está tomando antidepresivos IMAO.

ARROZ

La eliminación de la cascarilla interna, en un intento de hacerlo más fácil de cocinar y sabroso, trajo consigo el desarrollo del beri-beri, una enfermedad grave del sistema nervioso como consecuencia de eliminar de la dieta la vitamina B-1, presente en esa cascarilla menospreciada. En la actualidad, salvo la modalidad de arroz integral, el que se vende en el comercio sigue padeciendo del mismo e inexplicable mal.

Composición

El arroz integral contiene en su cascarilla vitaminas del grupo B y cerca de doce minerales. Una vez refinado se convierte en un alimento energético, muy digestivo, pero sin las propiedades nutritivas que tenía antes.

Contiene 357 calorías /100 gr, 7,2 proteínas, 1,5 grasas y 77,6 de carbohidratos.

En el comercio encontramos un arroz integral muy digestivo al que se le ha eliminado la cascarilla de paja que le envuelve, muy rica en sílice pero indigesta, conservando la cutícula exterior que es la más nutritiva.

El arroz blanco contiene poco más que féculas.

Propiedades

Con un valor nutritivo igual al trigo y tres veces más alto que las patatas, constituye uno de los alimentos básicos para cualquier dieta. Se

68

tolera perfectamente a nivel gástrico, es muy energético y su metabolismo no genera enfermedades ni toxinas. Es un tónico natural, diurético, digestivo y puede ser comido incluso por aquellos que no toleren el gluten o la gliadina.

Mejora la hipertensión (solamente el integral), las hepatopatías y las diarreas moderadas. Facilita un embarazo y parto óptimo, siendo muy adecuado para dietas libres de colesterol y ácido úrico. Alivia las dismenorreas y los edemas, las dolencias urinarias, el ardor de estómago y baja el exceso de sudor.

El salvado corrige la hipercalcemia y la harina de arroz es adecuada en cataplasmas en el acné, sarampión, quemaduras y hemorroides.

Receta básica

Según sea el tipo de preparación culinaria que deseemos hacer, así deberemos escoger el recipiente. Cuando queramos hacer algo caldoso emplearemos una cazuela honda. Si vamos a meterlo en el horno los recipientes de barro casi planos son los mejores y si el arroz será seco la clásica paellera de metal es lo mejor.

A la hora de cocinarlo el mayor problema está siempre en darle el "punto" justo; ni mucho que sea duro, ni demasiado que lo haga pastoso. Si lo vamos a refreír un poco hay que evitar que se dore y añadirle el agua inmediatamente, mientras que el fuego deberá ser intenso. Cuando veamos que el caldo va disminuyendo será el momento de bajar el fuego y que el caldo se vaya poco a poco absorbiendo. Si se nos quema lo quitaremos rápidamente del fuego y lo pondremos encima sobre un mármol tapado con una servilleta mojada.

La cantidad de agua a emplear es también otro detalle importante y una taza de arroz por dos y media de agua puede ser una buena proporción, aunque la cantidad dependerá del resto de los ingredientes. Si se añaden vegetales, que tienen agua, bastará con menos y si se trata de carnes habrá que añadir algo más. Unas gotas de limón ayudarán a que no se pegue.

Una paella valenciana tradicional se puede preparar así:

Poner aceite en la paellera y rehogar los trozos de carne elegidos hasta que se doren. Después se añaden calamares, dientes de ajo, cebolla picada, alcachofas y pimiento verde cortado. Se refríe todo un poco y entonces se le añaden tomates sin piel ni semillas, langostinos y mejillones. Cuando todo está ya ligeramente cocido es el momento de incorporar el arroz y mezclarlo todo. Se añade el agua caliente o el caldo de verduras y se deja cocer durante veinte minutos. Un poco antes de retirarlo se añadirá la sal y quizá un poco de pimienta, así como el azafrán. Para final, se incorporan los guisantes previamente cocidos y unos pimientos rojos en tiras. Se deja reposar todo unos minutos.

AZAFRÁN

Procede de las flores de una planta de color rosáceo, tiene pistilos largos, de color rojo, retorcidos, que están unidos a la planta por pecíolos de color anaranjado. El polvo es de color amarillo intenso, con un olor muy característico. Picante y de sabor amargo, confiere un sabor y un color a los guisos inconfundibles.

Composición
Crocinas -un pigmento carotenoide emparentado con los glucósidos- picrocrocina y otras sustancias.

Propiedades
Se emplea básicamente para elaborar colirios y agua para lavarse los ojos.

En homeopatía tiene utilidad como antihemorrágico y antidepresivo.

Es estimulante, digestivo, aperitivo y también se puede emplear en las amenorreas, el exceso de colesterol, la falta de apetito y el cansancio. Externamente alivia los dolores de dientes y mejora la gingivitis.

Con el azafrán se prepara el Láudano y un eficaz analgésico dental.

No tiene toxicidad, aunque en dosis altas puede ser abortivo y producir alteraciones renales.

Receta básica

Bastan dos trocitos pequeños puestos en remojo un poco antes y después colados, para dar a las comidas ese color amarillo intenso tan apreciado.

Se puede emplear en platos de arroz, de pescado e incluso en pastelería.

BERENJENAS

Composición

Contiene 29 calorías / 100 gr 1,0 de proteínas, 0,3 de grasas, 6,3 de carbohidratos, 23 mg de calcio, 31 mg de fósforo.

Propiedades

Ligeramente indigesta y algo desaconsejadas a personas artríticas, tienen como principal efecto el ser diurética. Su aceite se emplea para mejorar las afecciones reumáticas y activar la circulación sanguínea mediante ligeros masajes. Para lograrlo bastará con freír durante dos horas la piel de las berenjenas en abundante aceite, procurando que no se quemen. Después lo conservaremos en un recipiente bien cerrado de cristal.

La berenjena bien cocida es un remedio agradable para el insomnio, disminuye el colesterol sanguíneo y aumenta la producción de orina.

Receta básica

De sabor pobre, necesita una preparación especial para que sea un plato agradable, lo que se puede lograr haciéndola frita, asada o rellena. La podemos comer con o sin piel, aunque en ambos casos es interesante una vez cortada macerarla previamente en agua con sal y vinagre. Cuando las vayamos a cocinar las escurriremos bien presionándola.

La forma más tradicional consiste en partirlas por la mitad a lo largo, cara la pulpa que contienen y rociarla entonces con un poco de vinagre, sal y pimienta, dejándolas así una hora. Mientras esperamos se pica perejil, ajo y champiñón, mezclándolo con un poco de miga empapada en leche y la pulpa que hemos extraído. Se mete todo dentro de la berenjena vacía, se pone a cocer con algo de aceite y después se mete en el horno durante 30 minutos.

CACAHUETES

Originario de América latina donde se le denomina como maní, el fruto madura bajo tierra envuelto en una vaina.

Composición

Es muy rico en grasas, sales minerales (sílice, azufre, cloro, zinc, boro, cobalto, potasio, hierro, manganeso, cobalto, flúor y yodo) y vitaminas de grupo B, especialmente ácido pantoténico, fólico e inositol.

Contiene un 77% de grasas poliinsaturadas la mayor parte, proteínas de alto valor biológico y algo de vitaminas A, C, E y D. La vitamina B-1 se pierde cuando se tuestan.

Su valor calorífico es altísimo, 2.500 calorías en medio kilo.

Propiedades

Aporta muchas calorías, por lo que se aconseja en los deportistas y para los meses de invierno.

Su aceite se emplea para dar masajes deportivos y terapéuticos y para quitar las arrugas.

Se le reconocen propiedades astringentes y contra los cólicos hepáticos, así como cierta protección en el sistema nervioso.

Sus ácidos grasos no saturados son útiles para controlar los niveles de colesterol, impedir la degeneración del sistema nervioso y mejorar la artritis.

Receta básica

Se muelen los cacahuetes hasta obtener una harina, la cual se mezcla con otra de trigo o maíz, con la cual se preparan ya tortitas o papillas lacteadas.

También podemos triturar los frutos y agregar agua caliente pasándolo posteriormente por un colador, con lo cual tendremos una especie de horchata muy energética en los meses fríos.

Si queremos obtener aceite de cacahuete bastará sustituir el agua caliente por aceite, el cual será muy adecuado para la mujer, tanto como energético como para dar masajes en la piel.

MAÍZ

Para conocer el auténtico sabor del maíz es necesario cultivarlo nosotros, ya que el que se vende en el comercio ha perdido casi toda su calidad y sabor.

Medicinalmente se emplean también los estigmas de las flores femeninas, que se recolectan cuando empiezan a aparecer en la cúspide de las espigas. Se arrancan a mano y se ponen a secar a la sombra en un lugar ventilado.

Composición

Contiene la mayoría de las vitaminas del grupo B, salvo el ácido nicotínico o PP, por lo que su consumo puede dar lugar al desarrollo de la pelagra si se usa de forma preferente. Es muy rico en féculas y pobre en albúmina.

Los estigmas contienen saponinas, aceite esencial, taninos.

El endosperma contiene fécula, proteínas, grasa rica en aceites esenciales, vitaminas A y E y magnesio.

Propiedades

Los frutos del maíz se emplean directamente de la mazorca bien para comerlos directamente o para extraer su aceite. Ese líquido resultante es de suma utilidad como preventivo de las afecciones cardiacas, para el tratamiento del exceso del colesterol, para bajar la tensión sanguínea alta y en regímenes adelgazantes.

La harina se puede utilizar para elaborar papillas muy adecuadas en enfermos del aparato digestivo, para convalecientes y para personas alérgicas al gluten.

Receta básica

Las palomitas de maíz siguen siendo la forma más rápida y fácil de comer el maíz entero y para ello basta con ponerlas en una cacerola con un poco de aceite, taparlas ligeramente para que no se salgan al romperse y mantener el fuego medio mientras se abren. La sal se añade en el momento de servirlas.

Con la harina se preparan flanes, natillas, gachas y pudín, y para los más atrevidos un delicioso pan.

En los herbolarios podemos encontrar un producto denominado "polenta" que es muy sabroso y energético.

Con el almidón de maíz se pueden espesar salsas, aunque ya carece de nutrientes de interés.

MANZANA

No es de extrañar que Adán y Eva sucumbieran ante una manzana, ya que se puede considerar como la reina de las frutas, no tanto porque su sabor sea único, que lo es, sino por su buena digestibilidad, la gran cantidad de formas que admite para cocinarla y lo fácil de su cultivo, especialmente en tierras templadas y húmedas del norte.

Composición

Vitaminas B1, B2, PP y C, además de potasio, sodio, hierro, calcio, cloro, azufre, manganeso, cobre, arsénico, fósforo y magnesio. Es rica en fructosa y glucosa.

Contiene también ácidos málico y cítrico.

Tiene 85 gr de agua, 0,3 gr de proteínas, 0,4 gr de grasas y 13 gr de carbohidratos. También 1,1 gr de fibra y proporciona 58 cal./100 gr

Propiedades

Las cualidades terapéuticas son diferentes según se emplee la manzana madura, asada o como sidra. Si la tomamos cruda -rallada- tiene un efecto suave astringente, útil en diarreas, y asada al horno es laxante, por lo que resulta de interés en niños. Es un buen alimento para los diabéticos y las personas de estómago delicado.

Su zumo natural, la sidra, tiene efectos importantes como diurética, antitóxica, depurativa y muy digestiva. Mejora la hipertensión, el reumatismo, los cólicos hepáticos y contribuye a eliminar arenillas en los riñones. Hay que evitar retenerla en la boca ya que es algo corrosiva para los dientes. Para hacerla más digestiva es conveniente escanciarla, ya que así se rompen sus fibrillas y se hace fluida.

Es un buen tónico nervioso y muscular, estimulante y descongestionante del hígado. Mejora la tos, los resfriados, favorece el parto, dilata la uretra y hay quien asegura que mejora el cáncer gástrico.

Otros usos

Corrige las indigestiones, mejora la gota y el reumatismo, calma los ardores gástricos, reduce el colesterol, alivia la ronquera y tiene acción antivírica. Se le han encontrado propiedades anti-tumorales, protectora cardiaca y para reducir el exceso de metales pesados dentro del organismo.

No es recomendable consumir las semillas por su contenido en cianuro.

Receta básica

Las manzanas al horno se preparan quitándo-les la parte superior, aunque sin tirarlo, y se extrae con cuidado el corazón central para hacer un hueco, el cual se rellena con azúcar y un poco de vino dulce. Se cubre con la tapadera quitada anteriormente y se ponen al horno.

Podemos hacer otro postre cortando la manzana en cuatro trozos y poniendo algo de zumo de limón. Aparte hacemos una masa con harina y dos claras de huevo todo bien batido, y se cubren los trozos de la manzana. Se fríen en una cazuela con abundante aceite no muy caliente y se deja escurrir. En una sartén pondremos aceite y algo de azúcar y cuando tengamos el caramelo preparado se echa encima de las manzanas. Si le echamos en ese momento agua helada el caramelo cristalizará inmediatamente.

COCINA SALUDABLE SIN COLESTEROL

NUECES

Composición

Zinc, cobre.

Vitaminas B, A y E, además de potasio, magnesio, azufre, fósforo, manganeso, zinc, sodio, cobre, hierro y calcio.

También contienen pequeñas cantidades de un alcaloide llamado yuglanina, taninos gálicos, aceite esencial y un glucósido.

Contienen un 15% de proteínas, y un 41% de ácidos grasos poliinsaturados, entre ellos el ácido linoleico (omega-6) y el alfa-linoleico (omega-3)

Propiedades

Hay que comerlas bien masticadas y no continuamente ya que pueden irritar las encías. Proporcionan una gran energía de reserva por su materia grasa y la fina tela que se encuentra dentro tiene interesantes acciones para proteger el corazón y mejorar su función. También se le atribuyen propiedades favorables en la memoria y el riego sanguíneo cerebral.

Mejora las secreciones linfáticas, elimina parásitos intestinales, baja el colesterol y ayuda a curar las erupciones cutáneas. Se emplean en trastornos gástricos e intestinales, para calmar el sistema nervioso y los espasmos. Mejora la coagulación sanguínea y los sabañones.

Sus hojas en infusión mejoran la diabetes.

Otros usos

Las nueces son ligeramente afrodisiacas, combaten la fatiga, el ardor de estómago, los cólicos y mejoran la circulación y el corazón. Por su gran parecido con el cerebro humano se las ha considerado desde siempre como un tónico y estimulante cerebral, aunque recientemente se le han descubierto interesantes propiedades para las afecciones cardíacas, especialmente el filamento interno que normalmente se desecha. Previenen las lombrices.

Receta básica

Se mezcla mantequilla y azúcar, junto con las nueces trituradas y alguna yema de huevo. Se mezcla todo en la batidora y se añade cáscara de limón rayada. Se prepara un recipiente con mantequilla y antes de poner la pasta dentro se incorporan las claras de huevo a punto de nieve por encima, sin aplastarlas. Se cuece en el horno durante una hora. Luego se puede decorar con nueces o nata.

CAPÍTULO 5

PLANTAS MEDICINALES QUE BAJAN EL COLESTEROL

ALCACHOFA
Cynara scolymus

Partes utilizadas:
Se emplean sus cabezuelas, especialmente su parte interna.

Composición:
Flavonoides, cinarósidos, cinarina, ácido caféico, ácido cítrico, láctico y málico.

Usos medicinales:
Es un potente estimulante del apetito, colagogo y colerético. Tiene acción diurética, laxante y digestiva, especialmente de las grasas. Se emplea con éxito en el tratamiento de las enfermedades hepatobiliares, incluida la litiasis. También mejora el exceso de colesterol llegando a corregirlo de una manera definitiva. Baja la tensión arterial alta, estimula la función renal deprimida, mejora el estreñimiento de una manera suave y cura la

arteriosclerosis si se emplea continuamente. Es un remedio eficaz e inocuo para estimular el apetito en los niños.

Favorece la oxidación de los carbohidratos.

Otros usos:

La parte más activa son las ramas y las hojas. Cocinada pierde parte de sus propiedades, y el fruto, la parte que habitualmente comemos, es mucho menos eficaz medicinalmente que el resto de la planta.

Toxicidad:

No tiene toxicidad, pero no emplearla en la lactancia ya que su sabor puede pasar a la leche.

ALFALFA
Medicago sativa

La alfalfa que se utiliza para el consumo humano no contiene la fibra basta que la recubre, imposible de digerir salvo por los rumiantes.

Partes utilizadas:

Se emplean los brotes frescos o la planta entera.

Composición:

Esteroides, biocanina y genisteína. Contiene calcio, fósforo, magnesio, cloro, sílice, aluminio, potasio, azufre, sodio y la mayor parte de las vitaminas, incluidas la K y la U. También aminoácidos como la fenilalanina, arginina, leucina, treonina, lisina y valina, así como sustancias estrogénicas.

También es rica en lipasa, coagulasa, invertasa, amilasa, emulsina, peroxidasa, proteasa y pectinasa, lo cual le da unas extraordinarias propiedades en la digestión de los alimentos.

Usos medicinales:

Antihemorrágica, antiulcerosa, estrogénica, Su mejor aplicación son las semillas germinadas, procedimiento por el cual se multiplican por cinco sus propiedades nutritivas. La planta entera, debidamente pulverizada y eliminada la fibra bruta es digestible por el hombre y es muy útil para el tratamiento de la caída del cabello, la anemia, las hemorragias de cualquier tipo (incluso como preventivo) y el tratamiento del colesterol. Es un excelente remedio para el tratamiento de las úlceras gastroduodenales, las gastritis y para estimular el apetito.

Otros usos:

Por su contenido estrogénico mejora las disfunciones hormonales en la mujer, especialmente en la menopausia, constituyendo así un elemento nutritivo mucho más inocuo que el administrar estrógenos sintéticos.

Fortalece el hígado, mejora la anemia, estimula la glándula pituitaria y posee acción contra los hongos. Recude los dolores de la artrosis, el exceso de colesterol, la retención de líquidos y posee sustancias que neutralizan el cáncer de colon.

Purifica el aliento.

Toxicidad:
No tienen toxicidad, pero no administrar de manera continuada cuando exista riesgo de trombosis, ni en presencia de Lupus eritematoso y Pancitonemia.

Las semillas no se deben comer pues contienen canavanina, salvo que ya estén germinadas.

ALGARROBA
Ceratonia siliqua

Partes utilizadas:
Se emplean la pulpa seca y las semillas.
Composición:
Sacarosa, glucosa, fructosa, proteínas, pectinas y grasas. Ácidos fórmico y benzoico, vitaminas, galactomanano y mucílago.

Usos medicinales:
Laxante (semillas) emoliente, astringente y antidiarreica a dosis pequeñas. La sabiduría popular emplea la pulpa en casos de diarreas infantiles por su efecto astringente, mientras que las semillas tienen el efecto contrario, ya que son laxantes y ayudan a corregir la obesidad al aumentar de volumen en el estómago y producir saciedad. La pulpa evita, además, los vómitos infantiles, por lo que puede emplearse en las diarreas de verano. Ayuda a adelgazar, mejora la diabetes y corrige el exceso de colesterol.

Otros usos:

En algunos establecimientos podemos encontrar ya preparada la harina de algarroba para preparar tortas y gachas.

Toxicidad:

No se conoce.

ALHOLVA (Fenogrego)
Trigonella foenum-graecum

Partes utilizadas:

Se emplean las semillas.

Composición:

Es rica en proteínas, lecitina, grasas, y colina. Contiene mucílagos, galactomanano, fitina y trigonelina,

Usos medicinales:

Se le reconocen acciones importantes para estimular el sistema nervioso, cardíaco y endocrino. Es uno de los mejores anabolizantes naturales que existen, pudiéndose emplear con cierto éxito para aumentar de peso. Abre el apetito, mejora la digestión y las dispepsias, actuando con un leve efecto laxante. Externamente se emplea para lavados de forúnculos, abscesos y vaginitis, así como para enjuagues bucales en la faringitis.

Es expectorante, alivia los dolores de garganta y los menstruales, corrige el estreñimiento, el colesterol elevado, baja la fiebre moderadamente, mejora la vista cansada, estimula el útero y reduce el exceso de azúcar en sangre.

Otros usos:

Se emplea contra los senos caídos, tanto por vía interna como externa. Con la harina se preparan estupendas mascarillas cutáneas de rejuvenecimiento.

Toxicidad:

No se conoce

BORRAJA
Borago officinalis

Partes utilizadas:

Se emplean las flores y las hojas.

Composición:

Contiene en abundancia calcio, sílice, potasio, mucílagos, resinas y antocianos. La presencia de alcaloides pirrilizidínicos y prostaglandinas le da un interés especial en medicina. También posee alantoína y nitrato potásico. Las semillas contienen ácidos grasos oleico, gamma linoleico, linolénico (GLA) y palmítico.

Usos medicinales:

Es depurativa, emoliente, expectorante, diurética y rejuvenecedora. La presencia abundante de ácidos esenciales en sus semillas hace que su uso haya aumentado sensiblemente en el mundo entero. Se emplean, por tanto, en dismenorreas, esclerosis múltiple, piel seca, trastornos menstruales, menopausia, reguladora hormonal, estimulante del metabolismo, para disminuir el colesterol y como estimulante de las defensas. También para los quistes benignos de mama y la artritis reumatoide. Las hojas son antiinflamatorias, balsámicas y tienen propiedades diuréticas y sudoríficas, pudiéndose emplear en afecciones gripales y catarrales. Se pueden comer como verdura cocida. Externamente las hojas se emplean para curar heridas y pieles irritadas por su contenido en alantoína.

Otros usos:

Las flores tiñen de azul. Con la infusión se prepara una bebida refrescante.

Toxicidad:

No tiene toxicidad, y su sinergia se da con las semillas de prímula. Por su efecto favorecedor en la producción de Adrenalina, así como por su acción antigonadotropa, debe emplearse adecuadamente en afecciones dependientes de estas hormonas.

CEBADA
Hordeum vulgare

Partes utilizadas:
Se emplean las semillas.

Composición:
Sales minerales, alcaloides, enzimas, almidón, malta, vitamina E y ácidos grasos poliinsaturados.

Usos medicinales:

Es estimulante nervioso, antidiarreica y diurética. Se emplea como nutritiva, para mejorar la digestión, corregir las dispepsias y las diarreas. Aumenta la tensión arterial, es diurética y mejora la pielonefritis, las litiasis renales y el exceso de colesterol.

Otros usos:

Con ella se elabora la malta que se emplea para fabricar cerveza, whisky y un sucedáneo del café nutritivo y saludable.

Toxicidad:

No tiene toxicidad.

CEBOLLA
Allium cepa

Partes utilizadas:

Se utiliza el bulbo, aunque en cocina también se emplean las hojas.

Composición:

Contiene algo de vitaminas A, B y C y flavonoides. También se utiliza su bulbo que es rico en bisulfuro de alilpropilo, azúcar, inulina, quercetina, calcio y flavonoides.

Usos medicinales:

Es antibiótica, diurética, expectorante y antiinflamatoria. Se emplea con eficacia en casos de gripe, catarros bronquiales, fiebres y exceso de colesterol. También es eficaz para eliminar parásitos intestinales, el hipertiroidismo, la diabetes, la arteriosclerosis y las neuralgias.

Para aprovechar sus cualidades debe consumirse cruda, aunque para mejorar su sabor y tolerancia se puede sumergir un momento en agua hirviendo o macerarse en aceite de oliva.

Externamente estimula el crecimiento del cabello, elimina las pecas, alivia el dolor de las picaduras de insectos al mismo tiempo que los aleja y diluido favorece la cicatrización de las heridas. Unas gotas de zumo en la nariz dicen que detiene drásticamente la histeria e incluso que cura la sordera.

Otros usos:

Hay quien la utiliza para limpiar el cobre y prevenir su oxidación.

También se emplea en la gota, las varices, las hemorroides, el reumatismo, la ciática, las enfermedades del corazón y el insomnio. Tiene una legendaria reputación para mejorar la visión nocturna, la fatiga visual, las cataratas e incluso la miopía. Para ello bastará con aplicar cada noche una pequeña cantidad de zumo de cebolla en los ojos.

Toxicidad:

Como condimento no tiene toxicidad y solamente la esencia impone ciertas precauciones.

No emplear en personas con acidez estomacal o úlceras.

CÚRCUMA
Curcuma longa

Partes utilizadas:
Las raíces y hojas
Usos medicinales:
Se emplea como tónico estomacal pues estimula la producción de jugos gástricos, siendo adecuado para abrir el apetito y en la hipocloridia. Es colagoga, carminativa y reduce el colesterol.

Otros usos:
Forma parte de la salsa curry, mezclada con coriandro, jengibre, comino, nuez moscada y clavo.

Toxicidad:
Tiene efecto anticoagulante.

ESPINO BLANCO
Crataegus oxycantha

Partes utilizadas:
Se emplean las flores.
Composición:
Contiene purinas, colina, ácidos triterpénicos, crataególico, flavonoides, quercetol, ácido caféico, antocianinas, histamina, aminopurinas, taninos y vitamina C.

Usos medicinales:
Hipotensora, cardiotónica, calmante y antiespasmódico. Es el remedio de elección en toda la patología cardiaca, en especia la insuficiencia.

Regula la tensión arterial alta y baja, la tensión descompensada y corrige las taquicardias y palpitaciones, especialmente de origen nervioso. Mejora la arteriosclerosis, el exceso de colesterol, y los espasmos vasculares. La corteza se empleaba contra la malaria. Su acción está más en la continuidad que en la dosis, ya que, dosis más altas no tienen mejores efectos.

Otros usos:

Es una buena planta para elaborar deliciosos y útiles vinos medicinales. Con la madera se hacen útiles de torno y ebanistería.

Toxicidad:

No tiene toxicidad.

FUCUS
Fucus vesiculosus

Partes utilizadas:

Toda la planta

Composición:

Cloro, calcio, sílice, hierro, iodo, potasio, bromo, magnesio, vitaminas A, C y D, manitol, algina y laminaria.

Usos medicinales:

Remineralizante, anorexígeno, depurativo. Se emplea mundialmente contra la obesidad, el bocio, la celulitis, el hipotiroidismo y la bulimia. Combate el exceso de colesterol.

Otros usos:

Externamente se emplea en pomadas, geles y lociones para el tratamiento externo de la obesidad, teniendo un pequeño efecto liposoluble local. Mejora la cicatrización de las heridas.

Internamente se emplea en tuberculosis cutánea, esclerosis vascular y tumefacción de los ganglios linfáticos.

Toxicidad:

Su grado de toxicidad es bajo y depende de la sensibilidad del individuo al yodo. No es conveniente administrarlo en casos de hipertiroidismo, hipertensión arterial o nerviosismo.

HARPAGOFITO (Garra del diablo)
Harpagophytum procumbens

Partes utilizadas:

Yemas y raíces

Composición:

Procúmbico, harpagoquinona, harpagósido, harpágido, flavonoides, esteroles, estaquiosa y ácidos triterpénicos.

Usos medicinales:

Antiinflamatorio. Es el remedio natural más empleado en las afecciones reumáticas, superando en la mayoría de los casos a los compuestos químicos. Su ausencia de efectos secundarios y el hecho de que la curación llegue por la regeneración y no por el efecto analgésico, le hacen ser un antirreumático de primer orden. Tiene efectos analgésicos moderados y es eficaz en artrosis, artritis reumatoide y gota. No solamente se tolera bien a nivel gástrico sino que ejerce un efecto favorable en las afecciones gastrointestinales.

Otros usos:

Mejora las neuralgias, la prostatitis, el adenoma de próstata y el exceso de colesterol. También en litiasis renal.

Toxicidad:

Aunque no tiene toxicidad no administrar en el embarazo.

JENGIBRE
Zingiber officinale

Partes utilizadas:

Se emplea la raíz

Usos medicinales:

Alivia las náuseas y los mareos producidos por los viajes, también los vómitos matutinos de embarazada, y aquellos que son ocasionados por intolerancias medicamentosas. Es antiespasmódico, mejora la digestión de las grasas, y se emplean en las enfermedades producidas por frío, pues genera calor interno. Se le atribuyen propiedades para estimular las defensas, como antiinflamatorio y para reducir el colesterol y la hipertensión.

Otros usos:

Previene la formación de coágulos en la patología arterial. Para aliviar dolores de garganta, chupar un trozo de jengibre.

Externamente se emplea su aceite para sabañones, enfriamientos renales y enfermedades reumáticas.

Toxicidad:
Estimula la menstruación, por lo que no debe ser empleado durante el embarazo. Puede ocasionar, igualmente, acidez estomacal.

LLANTÉN MENOR
Plantago lanceolata

Partes utilizadas:
Se emplean las hojas que se recogen entre junio y julio.
Composición:
Mucílago, tanino, pectina, aucubina, catalpol.

Usos medicinales:
Similares al Llantén mayor. Con sus semillas se puede fabricar una pasta para endurecer tejidos. Combate las diarreas, aunque es igualmente un laxante suave, alivia las hemorroides y reduce el colesterol.
Otros usos:
Como depurativo, en diarreas, gastritis y como reconstituyente.
Toxicidad:
No tiene.

NARANJO AMARGO (Flor de Azahar)
Citrus aurantium

Partes utilizadas:
Flores y frutos

Composición:

Esencia de limoneno, hesperidia, glucosa, tanino y ácidos en las hojas.

Limoneno, pineno, citroneol, nerol, canfeno, linalol y geraniol en las flores.

Citral, hesperidina, vitaminas, enzima, pectina y flavonoides en la corteza de los frutos.

Usos medicinales:

La esencia de Azahar tiene efectos sedantes y antiespasmódicos. La cáscara del fruto es digestiva y venotónica. Las flores y, por tanto, la esencia, son un remedio tradicional contra el insomnio, la excitación nerviosa y el histerismo. Alivia la tos nerviosa y el estrés. La cáscara se emplea para las enfermedades venosas, especialmente hemorroides y varices, aunque también se le han encontrado buenos efectos en la arteriosclerosis. Mejora la resistencia capilar, los edemas por estancamiento venoso y la tendencia a las hemorragias. Es un buen remedio para aplicar en el embarazo por su inocuidad.

Otros usos:

Recientemente se emplea el aceite de sus semillas para combatir el exceso de colesterol, ya que son muy ricas en ácidos grasos esenciales. Tiene sinergia con la cáscara del limón en la patología venosa.

Toxicidad:

No tiene toxicidad.

OLIVO
Olea europea

Partes utilizadas:
Se emplean las hojas y el aceite de sus frutos.
Composición:
Manitol, glucosa, resina, oleorropina, oleasterol y oleanol.

Los frutos son ricos en sales minerales, vitaminas A y D, ácido oleico, linoleico y palmítico.

Usos medicinales:
Hipotensor, diurético, hipoglucemiante (las hojas), antiarteriosclerótico. Favorece la dilatación de las coronarias, controla las arritmias, mejora la diabetes y tiene efecto diurético leve. Sus frutos, las aceitunas, son un buen remedio para bajar el colesterol, son laxantes, facilitan la evacuación de la bilis y aplicado externamente suavizan y nutren la piel. Tiene sinergia con el Espino blanco en la hipertensión

Otros usos:
Los restos de la aceituna una vez exprimida se emplean como alimento para el ganado, mientras que la madera se usa en trabajos de ebanistería y para hacer carbón vegetal.
Toxicidad:
No tiene toxicidad.

ROMERO
Rosmarinus officinalis

Partes utilizadas:
Se emplean las hojas que se pueden colgar a la sombra en pequeños ramilletes.

Composición:
Acidos caféico, clorogénico y rosmarínico, taninos, resinas, flavonoides, pineno, canfeno, borneol y alcanfor.

Usos medicinales:
Carminativo, hipertensor, colagogo, antirreumático. Una extraordinaria planta comparable al popular Ginseng y que se emplea en decaimientos, hipotensión insuficiencia biliar, amenorrea y espasmos digestivos. Mejora la memoria, estimula el sistema nervioso y tiene efectos contra el exceso de colesterol.

Otros usos:
Externamente es un buen remedio contra la calvicie, las heridas y la dermatitis seborreica. Es antiparasitario, antineurálgico y antirreumático local.

Toxicidad:
No tiene toxicidad. No emplear la esencia en prostatitis o embarazo.

ZARZAPARRILLA
Smilax aspera

Parte utilizadas:
Se emplea la raíz.

Composición:

Contiene sobre todo saponinas, almidón, colina, sales minerales y oxalato de cal.

Usos medicinales:

Es sudorífica, diurética y depurativa. Se emplea como diurética para favorecer la expulsión de la urea y el ácido úrico, por lo que es útil en la gota y el reumatismo. También es eficaz en la nefritis, litiasis renal y como tratamiento depurativo interno de las enfermedades de la piel. Favorece la digestión, mejora la absorción de los nutrientes y activa el metabolismo. Ayuda a bajar la hipertensión y las cifras altas de colesterol.

Otros usos:

Se le atribuyen propiedades para curar la sífilis y como planta para realizar conjuros y curar las enfermedades graves. Tiene sinergia con las hojas del nogal para emplearla como depurativa y eliminar el ácido úrico. Existe una variedad, la Smilax médica, que se da en Méjico, que es más eficaz y tiene fama como afrodisíaca y estimulante genital masculina.

Toxicidad:

No tiene toxicidad.

CAPÍTULO 6

RECETAS SABROSAS BAJAS EN COLESTEROL

PRIMEROS PLATOS

ARROZ INTEGRAL CON HABAS

Rendimiento: 8 porciones
Tiempo de cocción: 45 minutos aprox.
Tiempo adicional: 5 minutos (reposo)

Ingredientes:
2 tazas arroz integral
1 1/2 kg. de habas
50 ml. aceite
200 gr. tomates frescos, picados
1 cdta. perejil picado
1 1/4 lt. caldo de verduras
6 patatas pequeñas, peladas
8 hojas de albahaca para decorar
4 cdas. de pimentón
Sal y pimienta a gusto.

Preparación:

Remojar el arroz 15 minutos y escurrir.

En una sartén, caliente aceite a fuego medio, coloque los tomates, ajo molido y el perejil y salteé durante unos 5 a 7 min.

En la olla vierta el caldo y las habas. Lleve a fuego fuerte y cuando hierva, agregue el arroz y cocine 15 minutos. Mientras tanto, corte las patatas en daditos y agréguelas a la preparación. Cuando hierva, agregue sal y pimienta, a gusto.

Cocine unos 30 minutos, a fuego medio/alto.

Cuando esté cocido, incorpore el contenido de la sartén, revuelva y deje reposar unos 5 minutos.

Sirva cada plato decorado con hojas de albahaca, perejil o cilantro y espolvoree sus bordes con pimentón o cúrcuma, pasándolo por el colador o tamiz.

ARROZ INTEGRAL CON VEGETALES

Tiempo de cocción: 45 minutos aprox.
Tiempo adicional: 5 minutos (reposo)

Ingredientes:
4 tazas de arroz integral cocido
3 cebollitas picadas
½ calabaza mediana, cortada en daditos
3 hojas de repollo blanco picadito
1 zanahoria cortada en dados

Sal marina
Jengibre.

Preparación:
Pincelar el fondo de una olla con aceite, colocar primero la cebolla, luego la zanahoria, después la calabaza y por último el repollo.

Poner a cocinar a fuego lento utilizando un difusor (para que no se pegue), durante 15 ó 20 minutos, hasta que se cocine la zanahoria.

Servir el arroz caliente condimentado con aceite de oliva, sal y jengibre a gusto, acompañándolo con los vegetales cocidos al vapor.

BRÓCOLI A LA PROVENZAL

Ingredientes:
2 Brócolis medianos
3 dientes de ajo picados
1 taza de perejil picado
3 cebollas de verdeo picadas
Sal marina.

Preparación:
Cocinar el brócoli al vapor. Enaceitar una fuente para horno, agregar un poquito de agua (para que no se pegue), colocar el brócoli y cubrir con los demás ingredientes, introducir al horno bien caliente hasta dorar la preparación (aprox. 15 minutos). Sal a gusto.

COLES DE BRUSELAS A LA PROVENZAL

Ingredientes:
½ Kg de coles de de Bruselas
3 dientes de ajo picado (opcional)
½ taza de perejil picado
3 cdas. de aceite de oliva
3 cdas. de salsa de soja (opcional)
Sal y pimienta.

Preparación:
Poner el aceite en la olla, colocar al fuego y echar los ajos.

Saltear un poquito y, antes de que se oscurezcan, colocar las coles. Verter un chorrito de agua mineral, tapar la olla observando siempre para que no se peguen.

Agregar si es de su agrado, salsa de soja. Cuando esté a punto, echar el perejil picado, sal y pimienta. Saltear todo junto un ratito más.

Servir en una fuente. Acompañar con tostadas de pan integral y la mayonesa de su agrado.

COLIFLOR CON PATATAS Y TOFU

Ingredientes:
5 patatas, cortadas en daditos
1 coliflor, cortado en brotes
1 taza de tofu cortadito en cuadraditos chiquitos
2 cdas. de aceite
3 cdas. de perejil picado

1 cda. de pimienta molida
Sal marina a gusto.

Preparación:
Calentar el aceite, a fuego lento. Echar la pimienta.

Agregar una taza de agua y hervir unos 5 minutos.

Por otro lado freír las patatas y escurrirlas. Freír también la coliflor.

Colocarlos en la cocción de las especias y cocinar a fuego lento (5 minutos), luego agregar los daditos de patatas y el tofu cocinando 3 minutos.

Condimentar con sal y espolvorear con el perejil.

ENSALADA DE ARROZ INTEGRAL

Ingredientes:
1 taza de arroz integral
2 1/2 tazas de agua
1 lechuga cortada en juliana
1 taza brotes de alfalfa
1 pizca de romero
1 tacita de perejil picado
2 cdas. aceite
Sal a gusto.

Preparación:
Pincele con aceite una cacerola y tueste el

arroz integral durante 2 minutos, agregue el agua y tape.

Cocine 30 minutos después del primer hervor, (o sólo 15 minutos, envolviendo la cacerola para mantener el calor y comer el arroz más tarde).

Cambie el arroz a una ensaladera.

Agregue la lechuga, los brotes, perejil y aderezos.

Mezcle bien y sirva.

ENSALADA DE ZANAHORIAS

Ingredientes:
4 zanahorias grandes
4 patatas grandes
2 tazas de mayonesa
Perejil picado a gusto
Sal marina a gusto

Preparación:
Cortar las zanahorias y las patatas en cuadraditos pequeños.

Cocinar primero las zanahorias durante unos minutos (pues son más duras) y luego agregar las patatas. Cuando estén a punto retirar del fuego, colar y dejar enfriar.

Luego agregar el perejil y la mayonesa, mezclar cuidadosamente añadiendo la sal.

ESTOFADO DE ZANAHORIAS

Preparación:
Lavar y cepillar muy bien las zanahorias, luego cortarlas en rodajas finas.

Agregar cebolla, ajo y perejil picado, una ramita de orégano o albahaca y un poco de agua.

Cocinar en una olla bien tapada hasta que la zanahoria se ablande y el agua se consuma un poco, agregar puré de tomate natural, un toque más de cocción y al retirar del fuego agregar aceite de oliva y sal marina a gusto.

MAYONESA DE REMOLACHAS

Ingredientes:
½ Kg de remolachas cocidas
Jugo de 1 limón
2 cucharadas de aceite
Líquido de cocción (de las remolachas)
2 dientes de ajo picado
Sal marina a gusto.

Preparación:
Pasar por una licuadora todos los ingredientes, agregando el líquido de cocción lentamente para lograr la consistencia deseada.

GUISO DE VERDURAS

Ingredientes:
3 zanahorias (cortadas en tiritas bien finitas)

2 patatas (cortadas en cuadraditos)
½ calabaza (cortada en cuadraditos)
¼ kg. de coles de Bruselas (bien lavadas)
1 pimiento morrón picado
1 ajo picado
1 cebolla picaditas
4 puerros (picaditos)
5 tomates (picaditos)
3 cdas. de aceite de girasol
Perejil o albahaca (picadita)
Sal marina y pimienta a gusto.

Preparación:
Colocar el aceite en una cacerola, y cuando esté bien caliente agregar las patatas, freír e ir agregando en capas las diferentes verduras, eligiendo primero las más duras.

Al final agregar una taza de agua y tapar la olla, esto se cocinará al vapor y la humedad se la darán las cebollas y los tomates.

Cocinar aproximadamente de 30 a 45 minutos (dependerá del tamaño de las verduras), probar y cuando la textura esté *al dente* apagar el fuego y listo.

HORNEADA DE VERDURAS

Ingredientes:
6 patatas medianas
1 calabacita
3 zanahorias
2 cebollas

1 morrón o pimiento colorado
2 tomates
1 ramita de romero (si es de su agrado)
Sal marina, una pizca de pimienta o jengibre
Aceite.

Preparación:

Pelar y cortar todos los ingredientes en cuadraditos, colocarlos bien mezclados, en una fuente para horno.

Preparar en un recipiente: 2 tazas de agua, un chorrito de aceite, sal y una pizca de pimienta (mezclar bien) y volcar sobre las verduras. Cocinar en el horno (previamente precalentado) unos 40 minutos aproximadamente, que dependerá del horno y del tamaño de las verduras.

Si la fuente queda sin líquido durante la cocción, ir agregándole para que no se pegue.

LENTEJAS AL PIMENTÓN

Ingredientes:
4 tazas de lentejas
1 cucharada de pimentón
1 cucharada de aceite de maíz
Sal marina.

Preparación:
Cocinar las lentejas a fuego mediano.

Colocar el aceite en sartén, calentar un poco, apagar el fuego y dejar enfriar.

Una vez enfriado agregarle el pimentón, para luego verterlo en la olla con las lentejas ya cocidas. Salar a gusto, revolver y a comer.

MILANESAS DE AVENA

Ingredientes:
3 tazas de salvado de avena
2 tazas de harina integral fina
1 taza de requesón
3 cdas. de provenzal
Sal marina.

Preparación:
Mezclar todos los ingredientes tratando de lograr una masa compacta (si no utiliza el requesón de arroz, utilice agua para humectar la masa), agregando harina integral o agua, si es necesario, hasta lograr el punto deseado.

En la mesa, estire con el palo y corte con el cuchillo las milanesas del tamaño que se desee.

Separar, al apilarlas, con separadores plásticos o espolvoreando harina integral.

Untar con aceite una fuente para horno y colocar las milanesas.

Si le agrada, puede decorarlas un poquito con provenzal (albahaca o perejil, ajo bien picadito y aceite).

MILANESAS DE BERENJENAS

Ingredientes:

4 berenjenas (lavadas y cortadas en rodajitas)
1 taza de harina integral o de gluten
1 taza de provenzal (2 dientes de ajo y 3 ramitas de perejil fresco bien picaditos)
Sal marina y aceite.

Preparación:

Colocar la harina en un plato y rebozar las rodajas de berenjenas, luego colocarlas en una fuente para el horno previamente aceitado, Cubrir las milanesas con la provenzal (si es de su agrado).

Cocinar en el horno unos 20 minutos o cuando veamos la harina ya doradita.

ROLLITOS DE ZANAHORIA

Ingredientes:

2 tazas de arroz integral cocido
2 zanahorias cocidas al vapor
Harina integral extra fina (cantidad necesaria)
1 taza de sémola
Sal marina y pimienta.

Preparación:

Procesar el arroz cocido hasta formar un puré. Repetir la operación con las zanahorias. Juntar ambas preparaciones y formar un puré al que se le agregará la sémola y luego, la harina integral hasta llegar a una consistencia que permita hacer tiritas. Rolar las mismas sobre la mesa enharinada formando bastoncitos. Cortar los bastoncitos y colocarlos en una bandeja espolvoreada. Hervir los rollitos (hacerlo en dos etapas para evitar pegotes).

PAELLA CATALANA

Ingredientes:

1 cebolla (cortarla al medio y filetear bien finito)

4 dientes de ajo (picaditos)

2 tazas de tomate natural (se pueden rallar los tomates o bien pasarlos por la trituradora haciendo puré)

400 gramos de arroz integral (lavado y dejado en remojo, una hora aproximadamente)

Sal marina a gusto

Una pizca de jengibre

Una medida de azafrán

Es importante tener una paellera de unos 30 cm. de diámetro o bien una sartén de ese tamaño.

Preparación:

Preparación de la salsa: (hacer la salsa en la paella o sartén a trabajar)

Rehogar la cebolla y luego agregarle el ajo. Cuando estén doraditos agregarle el tomate natural, cocinar un ratito y luego agregar la sal, y una pizquita de jengibre.

Preparación del arroz:

Cuando la salsa esté bien sabrosa, agregar el arroz (colado) y revolver e ir impregnando la salsa y el arroz. Agregar agua hirviendo hasta cubrir el arroz y después a medida que se va consumiendo seguir agregando para que no se pegue. Bajar el fuego a mediano, agregarle una medida de azafrán y revolver con cuchara de madera. Se cocina en 40 minutos dependiendo del arroz, probándolo de vez en cuando hasta lograr que el arroz esté blando; cuando llegue ese momento debe dejar consumir el agua.

Preparar una tabla de madera y colocarle una tela mojada. Cuando apagamos el fuego porque finalizó la cocción, colocamos la paella en la tabla para ayudar a terminar de evaporar el agua.

SALVADO TRIGO GRUESO EN ENSALADA

Ingredientes:
½ taza de salvado de trigo grueso
4 zanahorias medianas
2 cdtas. de mantequilla
1 cdtas. de azúcar rubia
¼ taza agua
1 cda. sal.

Preparación:
Pele las zanahorias y córtelas en rodajas finas.
Échelas a cocer con el agua y la mantequilla, el azúcar, el salvado de trigo grueso y la sal.

Cocine a fuego muy lento en una olla tapada, durante aproximadamente 20 minutos.

Cuando la zanahoria esté blanda, sacar de la olla y servir en un plato acompañado de verduras a elección.

SALSAS

Las salsas pueden ser variadísimas, por ejemplo una salsa de tomate natural o una salsa de pisto.

Otra posibilidad es espolvorear por arriba con queso de soja. Para ello, procesar un trozo de tofu y saltearlo con salsa de soja en sartén bien caliente. Se va a ir secando y tendrá un exquisito aroma. Salpimentar a gusto.

Servir una fuente y cubrir con la salsa deseada.

SALSA FILETO

Ingredientes:
1 kg de tomates licuados
4 dientes de ajo picaditos

Preparación:
Colocar en una sartén un chorrito de aceite. Calentar y saltar los ajos. Agregar los tomates.

SOPAS

SOPA CREMA DE AVENA

Ingredientes:
6 cucharadas de avena en copos
2 zanahorias
2 cebollitas
½ kg. de calabaza
1 tomate
3 ramitas de apio
Aceite de oliva, sal marina y pimienta a gusto
de cada uno.

Preparación:
Cocinar la avena en aproximadamente 1 litro
de agua, al mismo tiempo enaceitar una cacerola.
Cocinar las zanahorias y la calabaza cortada en
daditos, las cebollitas de verdeo, el apio y el
tomate bien picados, durante 15 minutos, incorporar los vegetales a la avena, mezclar y seguir
cocinando aprox. 15 minutos. Retirar del fuego
cuando la consistencia esté cremosa, no dejando
que el agua se consuma. Agregar sal, aceite y
pimienta. Servir bien caliente.

SOPA CREMA DE CALABAZA CON HINOJO

Ingredientes:
4 calabazas pequeñas
2 patatas
1 cebollas

Leche vegetal de avena o arroz
1 bulbo (pequeño) de hinojo
Aceite de oliva
Sal marina
Jengibre.

Preparación:
Cocinar todo junto, las calabazas, las patatas, la cebolla y el hinojo, luego pasarlo por la procesadora, e ir agregándole la leche vegetal, dándole con esto la espesura deseada. Por último, agregamos ya en el plato, la sal, la pimienta y el aceite de oliva.

SOPA DE CEBOLLA Y ZANAHORIA

Ingredientes:
2 cebollas
4 zanahorias medianas
Pan rallado integral
Aceite de oliva
Pimienta
Sal marina

Preparación:
Cocinar las cebollas y las zanahorias.
Cuando estén cocidas, pasarlas por la trituradora, para luego añadirle el pan rallado, buscando la consistencia deseada (utilizar agua para hacerlo), volver al fuego hasta que hierva.
Agregar el aceite, la pimienta y la sal en cada plato, a gusto de cada comensal.

SOPA NUTRITIVA

Ingredientes:
½ t. leche de soya
2 cdas. de aceite
2 dientes de ajo picaditos
1 poco de espinaca
6 cdas. de avena
½ lt. de agua
1 pizca de nuez moscada
Sal marina a gusto
3 cdas. de perejil picado.

Preparación:
Rehogar el ajo en el aceite.

Agregar las espinacas lavadas y escurridas cortadas en juliana. Cocinar durante 5 minutos.

Cocinar la avena en el agua, luego incorporarla a las acelgas junto con la leche de soya hirviendo.

Condimentar con nuez moscada y sal marina.

Servir con perejil.

SOPA DE VERDURAS

Ingredientes:
4 zanahorias
2 patatas
1 calabaza chica
4 mazorcas de maíz
2 tomates
2 puerros

2 cebollas
1 rama de apio
Sal marina a gusto
1 cucharada de aceite de oliva

Preparación:
Cortar las verduras en cuadraditos bien pequeños, excepto las mazorcas que se cocinarán enteras.

Poner en ½ olla grande agua a hervir, y cuando esté en ebullición colocar primero las zanahorias, a los 10 minutos las patatas y los puerros, a los 10 minutos los demás ingredientes menos la sal.

Cocinar a fuego lento aproximadamente 45 minutos, para que la sopa tome consistencia; cuando esté lista apagar el fuego, agregar el aceite y la sal, revolver bien.

SEGUNDOS PLATOS

Pizza integral al ajillo

Ingredientes para la masa:
500 gr. harina de trigo integral fina
2 cucharadas de levadura de cerveza en polvo
2 cucharadas de aceite
1 cucharada de sal marina
Agua tibia

Ingredientes de la cubierta:

2 kg. de tomates

8 dientes de ajo picaditos

Sal, aceite, jengibre a gusto

1 cucharada de condimento para pizza

1 pimiento morrón cocido

1 taza de perejil picado

Aceitunas (cantidad a gusto)

Preparación:

Disolver la levadura en agua tibia, agregarle el aceite.

Colocar la harina en un recipiente donde podamos hacer la mezcla.

Lo primero es airear la masa con las manos, o sea, mezclar bien para luego ir vertiendo gradualmente el agua con la levadura e ir uniendo el agua y la harina. Cuando esté logrado, comenzaremos amasando con la palma muchas veces tratando de formar una masa tierna y elástica (notaremos que las manos se nos pegotean con la harina, esto lo solucionaremos mojándonos las palmas y seguir amasando).

Cuando la masa esté lista la dejaremos en el recipiente envuelto con una bolsa plástica y luego con un trapo para que la masa descanse unos 45 minutos o lo máximo que podamos esperar. Luego aceitaremos con un pincel el recipiente y le espolvoreamos un poco de harina. Nos humedecemos las manos y tomamos del bollo una porción para colocarla en la pizzera estirando la masa suavemente para que no se pegue en la fuente, y así con las demás prepizzas. Cuando estén todas listas las dejaremos reposar un rato cerca del horno que ya se está calentando. Hay que recordar que para el reposo de cualquier masa no debe haber corriente de aire.

Luego cocinaremos las masas unos 15 ó 20 minutos, dependiendo del grosor. Cuando estén listas le colocaremos la cubierta que más nos gusten, en éste caso al ajillo; luego colocaremos perejil picado, aceitunas y tiritas de morrón, volviendo a hornear unos minutos para llegar al punto de cocción deseado.

Preparación de la salsa:

Picar el ajo y saltearlo en una sartén. Luego verter los tomates previamente rallados, agregarle el condimento para pizza, sal y una pizca de jengibre, cocinando unos 10 minutos máximo.

PESCADO ASADO CON SALSA

Ingredientes:

1 cucharada de aceite

2 dientes de ajo picados

¼ taza de cebollinos finamente picados

1 cucharada de albahaca fresca, finamente picada

1 cucharada de menta fresca, finamente picada

1 cucharadita de semillas de eneldo

1 cucharadita de sal de apio

1 taza de mango, finamente picado

2 cucharadas de vino de ciruela

2 cucharadas de azúcar

1 cucharada de vinagre de frambuesa, fresa o zarzamora

Sal

1 kg de lenguados

Jugo de un limón

Aceite vegetal en aerosol

Pimienta.

Preparación:

Salsa: freír el ajo y los cebollinos en el aceite. Agrega la albahaca, la menta, las semillas de eneldo y la sal de apio. Mezclar bien. Añadir el mango, el vino, el azúcar y el vinagre, cocinando hasta que el mango esté suave. Sazonar con sal a gusto.

Rociar un asador o molde para asar con aceite vegetal en aerosol. Frotar el pescado con el jugo de limón y sazonar con sal y pimienta. Asar durante tres o cuatro minutos de cada lado, o hasta que el pescado se separe en hojuelas. Servir una o dos cucharadas de salsa por porción.

FILETES DE SALMÓN CON SALSA CREMOSA

Ingredientes:

4 filetes de salmón

4 rebanadas finas de limón

Eneldo fresco picado

4 dientes de ajo picados

Sal y pimienta recién molida al gusto

2 cucharadas de salsa Worcestershire
2 cucharadas de jugo de limón
2 cucharadas de vino blanco
1 cucharada de pasta de tomate

Ingredientes para la salsa de pepinos y eneldo:
1 cucharada de pepino sin semillas rallado
1 cucharada de tomate sin semillas picado
1 diente de ajo picado
½ cucharadita de eneldo fresco picado
2 cucharadas de crema ácida light
1 cucharada de mayonesa baja en calorías
Sal y pimienta recién molida a gusto.

Preparación:
Precalentar el horno a 375°.

Repartir cada filete de salmón sobre un cuadro de papel aluminio que se pueda envolver con facilidad. Sobre cada filete se coloca una rebanada de limón, un poco de eneldo fresco y ajo picado. Rociar cada uno con un poco de sal y pimienta recién molida.

Combinar la salsa Worcestershire, jugo de limón, vino, y pasta de tomate hasta que estén bien mezclados. Colocar dos cucharadas sobre cada filete y envolver muy bien con el papel aluminio, uniendo los bordes en la parte superior para que no escape el líquido. Acomodar los paquetes sobre un molde para hornear y hornear entre 15 y 20 minutos, o hasta que el pescado se separe en hojuelas.

Licuar todos los ingredientes de la salsa y colocar una pequeña cucharadita sobre cada filete.

CUBIERTA DE BRÉCOL

Ingredientes:
1 planta de brécol cocida al vapor
½ morrón picadito
3 dientes de ajo picado

Preparación:
Saltar el ajo y el morrón (colocar los ingredientes cuando el aceite está tibio, no cuando está muy caliente ya que esto nos caerá muy mal), luego cuando esté un poco doradito agregar el brécol, mezclar y condimentar con sal a gusto y listo para una cubierta bien nutritiva y sabrosa.

CUBIERTA DE CEBOLLAS

Ingredientes:
4 cebollas picaditas (las parte blanca y la de la hoja separadamente)
2 cebollas comunes picadas o en rodajas
2 puerros picados
3 cucharadas de perejil picado
8 aceitunas

Preparación:
Saltear en aceite tibio primero con el puerro y las cebollas, luego agregar las cebollas comunes

121

y la parte verde del puerro. Cuando estén doradas (no fritas), estarán para colocar sobre la masa de pizza. Luego decorar con el perejil y agregarle las aceitunas en rodajas.

Cubierta de maíz

Ingredientes:
4 mazorcas cocidas y desgranadas
2 cebollas picadas
Un pedacito de morrón picado
Sal
Una pizca de jengibre
Aceitunas a elección.

Preparación:
Saltear en una sartén las cebollas y el morrón y luego agregarle el maíz. Cubrir la masa con ésta preparación y agregar aceitunas (si son de su agrado).

Para todas las cubiertas

Una vez puesta la cubierta en la masa precocida, terminar la cocción a fuego fuerte, aproximadamente 10 minutos o bien según el gusto de cada uno.

Atención: Si quiere agregar queso de soja, o sea tofu, a cualquiera de éstas cubiertas, lo puede hacer de 2 maneras:

Cortar lonchas finitas de tofu, y cocinarlas en una plancha o sartén con un poco de salsa de soja, logrando un pequeño tostado del queso. Pasar el tofu por una trituradora o rallarlo, pudiendo ser usado así o si se prefiere más seco saltear en sartén con un poquito de salsa de soja. En los 2 casos una vez finalizado hay que salar y agregarle los condimentos que agraden (puede ser una pizca de jengibre o perejil y ajo picado u orégano).

CROQUETAS DE ESPINACAS

Ingredientes:
2 paquetes de espinacas cocidos al vapor (durante aproximadamente 5 minutos)
2 tazas de copos avena finos
1 cuchara sopera de harina de gluten
Pan integral rallado
Nuez moscada
Sal marina.

Preparación:
Hacer puré la espinaca y agregarle la avena, la harina de gluten, la nuez moscada y la sal a gusto.

Mezclar bien los ingredientes formando una pasta uniforme, con la que moldearemos manualmente las croquetas, luego las pasamos por el pan rallado.

Aceitamos una fuente para horno y colocamos las croquetas en ella; las ponemos en el horno bien caliente y cocinamos a fuego lento.

Estofado de espárragos

Ingredientes:
Espárragos verdes
Cebolla
Ajo
Perejil
Pan integral tostado
Sal marina.

Preparación:
Limpiar a fondo los espárragos, cortar los troncos en trocitos, agregar una cebolla, ajo y perejil picado, y un poco de agua hasta cubrir.

Dejar hervir por lo menos 30 minutos y retirar del fuego. Echar pan integral tostado y rallado hasta que espese un poco, salar con sal marina a gusto y agregar aceite de oliva.

Asado vegetariano (a la brasa)

Ingredientes:
8 patatas medianas
4 zanahorias
4 calabazas pequeñas
4 cebollas
2 pimientos morrones
Papel de aluminio (opcional).

Preparación:
Preparar el fuego, en lo posible con leña de madera dura, y una vez que las llamas se consu-

mieron y se han formado las brasas, se colocan los ingredientes en el lugar donde se hizo el fuego, y se los cubre totalmente con las brasas (los ingredientes pueden estar envueltos en aluminio o no). A los 40 minutos aproximadamente, se retiran y a comer (se parten al medio, sal marina, aceite de oliva).

PASTEL DE PATATAS Y ESPINACAS

Ingredientes:
1 1/2 kg. de patatas
2 paquetes de espinacas
1 cebolla grande
2 dientes de ajo
Nuez moscada
Sal marina
Pimienta o jengibre molido.

Preparación:
Cocinar las patatas, escurrirlas y hacer puré, condimentando a gusto.

Cocinar las espinacas al vapor, colarlas, y cuando se enfrían un poco, apretarlas bien hasta quitar toda el agua. Hacerlas puré o picarlas bien chiquitas.

Rehogar la cebolla y el ajo (picado), y cuando estén doradas agregar la espinaca, mezclando bien.

Untar con aceite una fuente para horno, colocar una capa de puré de patatas, luego las espinacas y por último otra capa de puré de patatas.

Introducir al horno bien caliente y cocinar a fuego lento.

ALBÓNDIGAS VEGETALES CON AVENA Y GERMEN

Ingredientes:
60 grs. avena integral
2 cdas. germen de trigo
50 gr. frutos secos sin cáscara
2 cebollas
1 tomate
2 zanahorias
1 diente de ajo
Pan rallado
Caldo de verduras
Harina integral
Sal
Aceite de oliva

Preparación:
Poner a remojar los copos de avena y el germen de trigo en el caldo de verduras durante media hora.

Picar las hortalizas y triturar los frutos secos.

Mezclar todos los ingredientes revolviendo o amasando. Elaborar con esa masa las bolas de albóndigas y

freír en aceite de oliva.

Se puede acompañar de salsa de tomate con fritada de ajo, cebolla y pimiento.

POLLO ENROLLADO

1 pollo grande deshuesado y sin piel
2 claras de huevo
1 sobre de 7 gr. de gelatina sin sabor
1 diente de ajo pelado y picado
2 cucharadas de cebolla rallada
2 cucharadas de perejil picado
1/2 pimiento verde
1 pimiento rojo
1/2 cucharadita de ajo molido,
Sal y pimienta

Preparación:

Retirar los tendones, la grasa y las adherencias del pollo con una tijera de cocina. Trozarlo en cubos chicos y mezclar con las claras, la gelatina sin sabor, sal y pimienta. Refrigerar durante 15 minutos.

Calentar una sartén lubricada con aceite y rehogar el ajo y la cebolla vuelta y vuelta; dejar enfriar. Incorporar los pimientos (sin semillas y cortados en daditos), y el perejil. Condimentar con sal, pimienta y ajo molido.

Colocar una hoja de papel aluminio sobre la carne y cubrirla con otra de papel film. Extender encima la preparación de pollo y darle forma rectangular con una espátula de metal.

Cubrir con el rehogado de cebolla. Enrollar todo con el papel (que quede en la parte exterior) y cerrar los extremos. Poner el arrollado en una asadera, verter 1 litro de agua caliente salada y hornear 25 minutos a temperatura moderada. Dar vuelta y cocinar durante 20 minutos más. Dejar enfriar dentro de su envoltorio. Abrir el paquete, tirar el jugo de cocción y envolver el arrollado nuevamente con el mismo papel, sujetándolo bien para que se prense un poco. Mantener en la heladera durante 2 horas, como mínimo.

Retirar el envoltorio y cortar en rodajas. Presentar el arrollado con hojas verdes y tomatitos cherry.

PAVO CON PIMIENTOS

Ingredientes:
350 gramos de carne de pavo
Harina
50 gramos de pimientos de piquillo
50 gramos de ajetes
Pimienta
Sal
50 mililitros de aceite de oliva

Picar los pimientos y los ajetes. Mezclarlos con la carne picada y salpimentar. Dejar que macere en la nevera durante 20 minutos. Formar pequeñas bolitas y aplastarlas ligeramente con las manos. Pasarlas por harina y reservar. Freír en aceite por los dos lados hasta que se doren y escurrir.

POSTRES

ARROZ CON LECHE

Ingredientes:
1 litro de leche de soja
2 ½ taza de arroz integral cocido
1 cucharadita de canela
1 cda. de postre de fécula de maíz
Cascarita de limón a gusto
3 cdas. de azúcar integral de caña.

Preparación:
Cocinar el arroz en la leche de soja y la cáscara de limón durante 12 minutos. Disolver la fécula en agua fría, el azúcar y agregárselo al arroz, hervir 5 minutos más. Dejar enfriar y servir en tacita espolvoreado con canela.

FLAN DE LECHE

Ingredientes:
1/2 lt. leche de soya
4 huevos
1/2 taza azúcar
1 cda. de esencia de vainilla

Preparación:
Mezclar la leche con los huevos, azúcar y vainilla.
Acaramelar un molde y verter la mezcla.
Poner al baño María hasta que cuaje.

LECHE CON PLÁTANO

Ingredientes:
4 tazas leche de soja
6 plátanos
1 cda. sopera de miel
1 cda. de jugo de limón
1 cda. de azúcar rubia
½ cdta. de esencia de vainilla.

Preparación:
Licuar todos los ingredientes
Servir en vasos con pedacitos de hielo.

HELADO

Ingredientes:
Un vaso de zumo de manzana
50 grs. de nueces trituradas
Dos vasos de leche de soja
50 gr. de azúcar de caña
Una cucharada sopera de pasas de corinto.
Una ramita de canela.

Preparación: Calentamos, a fuego lento, la leche con las pasas y la canela. Mezclamos la leche, las pasas, el azúcar, el zumo y las nueces. Lo ponemos todo dentro de un recipiente en el congelador, removiéndolo a las dos horas y continuando una hora más.

MANJAR CON LECHE DE SOJA

Ingredientes:
3 lts. leche de soja
½ cdita. Bicarbonato
1 cda. vainilla o un palito
800 grs. azúcar

Preparación:
Se pone la leche en una olla al fuego y cuando comienza a hervir se le agrega el azúcar, vainilla, el bicarbonato, y se revuelve constantemente con cuchara de madera.

Cuando comienza a tomar color café, se retira del fuego y se deja enfriar un poco.

Luego se vuelve a poner al fuego y se sigue cocinando hasta que obtengamos la consistencia deseada.

Se saca del fuego y se pone la olla dentro de un recipiente con agua fría, se revuelve un poco más y luego se deja enfriar solo.

TORTITAS NEGRAS

Ingredientes:
1 taza de harina de soja
4 tazas de harina integral muy fina
4 cdas, de azúcar integral
2 cdas. de aceite
2 cdas de ralladura de limón
1 cda. de levadura de cerveza
Agua tibia en cantidad necesaria

Cubierta:
1 ½ taza de azúcar integral de caña
½ taza de harina integral
1 cda. de canela

Preparación:
Mezclar las harinas con la ralladura del limón.
Disolver la levadura en agua tibia, agregarle el azúcar y el aceite, agregando luego esta mezcla a las harinas, hasta lograr una masa blanda.

Enaceitar y enharinar una asadera para horno, colocando la masa en ésta.

Mezclar el azúcar con la harina y canela logrando la cubierta, la que espolvoreamos sobre la masa, cubriéndola bien. Dejar en horno precalentado 45 minutos. Luego cocinar aproximadamente 30 minutos. Retirar y cortar cuando esté fría.

BUDÍN CON FRUTAS

Ingredientes:
2 tazas de avena extra fina
1 taza de harina de gluten
1/2 taza de harina integral
1 taza de azúcar integral
1 taza de aceite de girasol o de maíz
El jugo y ralladura de 1 limón
1/2 litro de leche de soja
100 gramos de uvas pasas
100 gramos de nueces y almendras (cortaditas)

Semillas de sésamo y de lino (cantidad deseada)

50 gramos de levadura.

Preparación:

Disolver 50 grs de levadura en la leche tibia; licuar o batir hasta que quede bien homogénea la mezcla; agregarle el aceite. Mezclar todas las harinas, y con las manos abiertas mezclar dejando que tome aire. Luego formar un hueco y colocar poco a poco la mezcla con la levadura, luego agregar el jugo y la ralladura del limón, el azúcar, seguir mezclando tratando de lograr una masa, y por último agregar las frutas y la mitad de la cantidad de las semillas. Humedecer las manos, amasar y trabajar la masa hasta lograr el punto de elasticidad que necesita. Dejar descansar unos 50 minutos o más si es posible, envolviendo el bol con una bolsa plástica. Luego aceitar y enharinar el recipiente, colocar la masa por la mitad y dejar reposar, colocando por arriba algunas semillitas de lino.

Hornear a fuego moderado unos 50 minutos.

PAN DULCE

Ingredientes:

¼ kg. de harina integral súper fina

2 cucharadas de salvado de avena o trigo

5 cucharadas soperas de aceite

1 taza de azúcar integral

1 cucharada de ralladura de limón

Frutas secas (almendras, nueces, uvas pasas, peras, etc.)

1 cucharadita de levadura fresca (también puede ser en polvo)

Preparación:

Disolver la levadura en una taza de agua tibia y batirla bien.

Colocar la harina y el salvado de avena en un recipiente bien grande; agregarle una pizca de sal, el aceite, el azúcar y mezclar todo, y disponerlas en forma de corona e ir agregando la levadura y agua en cantidad necesaria hasta formar una masa blanda.

Amasar y unir bien (recordar que si se pega la masa a las manos hay que mojarlas). Cuando logramos una masa uniforme, elástica y que se despegue de los dedos, la cubrimos con un paño húmedo y dejamos la masa en reposo para que aumente su tamaño aproximadamente unos 50 minutos (tiene que notarse que la masa casi se duplicó de tamaño).

Estirar la masa, enharinar, y agregar la ralladura de limón, las frutas secas y las desecadas (previo remojo de 25 minutos para hidratar).

Se mezcla todo y se vuelve amasar y se coloca en un molde de papel o el molde previamente untado con aceite hasta menos de la mitad de su altura.

Dejar reposar en un lugar sin corriente de viento, y luego poner al horno unos 45 minutos aproximadamente. Unos 5 minutos antes de retirar se pinta con melaza de caña y se colocan castañas o la fruta que se desee.

Luego retirar del horno y con un cuchillo pinchar. Si éste sale limpio es porque está cocido, desmoldar y dejar enfriar.

DELICIAS CRUJIENTES DE ARROZ INTEGRAL

Ingredientes:
6 tazas arroz integral tostado
1/4 taza de margarina
150 gr. de miel
1 taza de pasas o fruta seca (opcional)
1 taza de cacahuetes u otros frutos secos (opcional)

Preparación:
Remojar el arroz en agua fría, durante 1 hora. Secar y tostar.

Derretir la margarina en una sartén grande a fuego lento.

Añadir la miel y remover hasta que se derrita.

Retirar del fuego.

Agregar el arroz tostado.

Remover hasta que esté bien rebozado.

Usando la espátula de la margarina, colocar la mezcla, presionando, en una cacerola ancha y plana.

Cortar cuando se enfríe.

POSTRE DE BIO MUESLI

Ingredientes:
1 taza de bio muesli
2 tazas harina integral
½ taza azúcar integral
2 cdas. Miel
50 grs. Margarina
1 huevo
1 taza de frutas de la estación o frutos secos
2 cdas. levadura fresca
Agua.

Preparación:
Se deja la levadura en 1 taza de agua tibia con la miel, para que suba.

Aparte se mezcla el resto de los ingredientes, a los que se le agrega agua hasta obtener una masa suave.

Cuando la levadura suba, se le añade al resto de los ingredientes.

Se pone luego la mezcla en un molde enmantequillado, y se hornea a fuego lento durante 45 minutos.

ALIÑOS

VINAGRETA

Ingredientes:
3 cdas. vinagre de manzana
6 cdas. aceite de oliva

½ diente de ajo
Sal y pimienta

Preparación:
Frotar con el ajo una ensaladera.

Preparar una vinagreta con sal, pimienta, vinagre de manzana y aceite de oliva.

Con este aliño se puede hacer una ensalada de lechuga, berros y bonito.

ALIÑO Y ALBAHACA

Ingredientes:
2 cdas. de vinagre de manzana
2 cucharadas de aceite de oliva
2 cucharadas de agua
3 dientes de ajo picado
3 o 4 hojas de albahaca
1 ramita de orégano
Sal y pimienta a gusto.

Preparación:
Mezclar todos los ingredientes.

Agregar sal y pimienta a gusto y mantener en el refrigerador.

Con este aliño se puede hacer la ensalada que se desee.

MAYONESA SIN COLESTEROL

Ingredientes:
4 cucharadas soperas de leche de soja

Aceite vegetal (oliva, girasol, etc.)
El zumo de un limón
Vinagre (de manzana o vino)
Sal a gusto
Pimienta, mostaza, u otros condimentos

Preparación:

Colocar la leche de soja, con la sal, pimienta, mostaza u otros condimentos, en la batidora. Ponerlo a batir a la velocidad más baja, y empezar a añadir el aceite muy lentamente. Si se echa demasiado rápido corre el riesgo de cortarse, como la mayonesa convencional.

Empezará a ligarse y hacerse más denso. Cuando ya haya ligado se puede añadir el zumo de limón (que acelera el cuajado) y el vinagre, y a continuación seguir añadiendo aceite hasta obtener la cantidad y consistencia deseada.

Es recomendable usar una batidora de vaso, aunque se puede realizar con otros aparatos o incluso manualmente en un mortero o recipiente similar.

ÍNDICE